思想觀念的帶動者

文化現象的觀察者

本土經驗的整理者

生命故事的關懷者

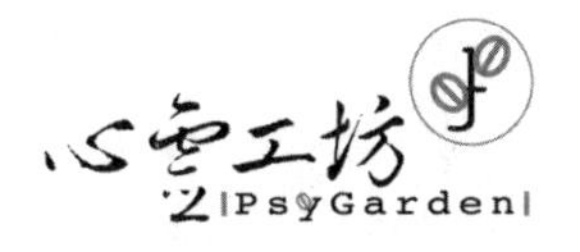

Holistic

探索身體，追求智性，呼喊靈性

攀向更高遠的意義與價值

是幸福，是恩典，更是內在心靈的基本需求

企求穿越回歸眞我的旅程

修訂版

疾病的希望：身心整合的療癒力量

The Healing Power of Illness:
the meaning of symptoms and how to interpret them

托瓦爾特・德特雷福仁（Thorwald Dethlefsen）、
呂迪格・達爾可（Rudiger Dahlke）——著

易之新——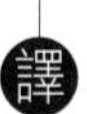

【推薦序一】

整合新論說

國際醫學科學研究基金會董事長
崔玖

驚人之語，「這是一本令人不舒服的書」是這本書作者在前言的第一句。好不容易看完了，我想接著寫下第二句話：「這是一本很難唸的書。」這兩句話似乎不是一般常見的書序所應有的，但是我不得不加上第三句話：「這是一本非常重要的書。」讀者不只要接受作者在前言中的建議「在閱讀第二篇之前，要認真仔細地閱讀第一篇，最好能多讀幾遍」，我還得加上，其中有些章節必須多讀幾遍才可能讀懂。全書讀完之後，可能還得一讀再讀，才能接受到作者竭力想要介紹的疾病與健康關係的新認知及新智識。這些難能可貴的智識，是作者苦心積慮蒐積了從古到今及世界各地的資料來彰顯的論點，在本書中極有系統地呈現在讀者的面前。

介紹基本認知的第一章，就點出了目前主流醫學所謂「正統醫學」的弱點，這已是眾所皆知的，因為它的基礎是建立在唯物論的科學及理性主義所標榜的「物證」上面。因此治療也只侷限於治療「症狀」，而未治「人」。即便是還在萌芽中的各種另類或自然療法，或稱「整體」或「全人」的療法，其進步處在於「將完整的人視為身心合一的整體」，「全人」也以質量的身體層及能量的意識層來表達，並承認疾病可以由於意識層面或身體層面的失衡而產生，但是治療的方法也只是增多了較徹底、較自然的一些技術的應用及整合，其對疾病與健康的生命觀，仍侷限於與正統醫學同樣的看法，也就是認為只要消除了不平衡（症狀），就能得到健康。

作者在第一章真正要點出的主題，是將人體的疾病與所謂「療癒」的價值觀重新定位。作者認為「只有人才會生病」，事實上是因為人所持有的「意識層面」失了次序，在「身體層面」才會有「症狀」表現出來，由於不同的症狀，對我們正常規律的生活中不同的方面產生了攪亂及不便，因而提醒我們對這些方面的注意，因此「症狀是訊息的信號，也是其傳遞工具」，這個症狀在人體的哪一個系統或部位發生、阻礙了人體何種功能、在何時何地發生，都成了極重要的探討線索，因此症狀是我們人體「意識層次」的使者，不是敵人，而是幫助我們的夥伴，甚至是「老師」。從大處論，「疾病」只有一個目標，就是使我們生命變得完整。這個論點，乍看之下，相當難以立刻接受，但是筆者多年所鑽研的「信息醫學」卻在這裡與這個理論不謀而合，因為信息醫學所使用的電子儀器，確實可以在人體表皮的穴位上取得體內器官系統各層次的不平衡信息，令人驚訝的是，同時也可以取得意識層情緒的波動，並且以三千多個病例的比照，確實看到身體層與意識層失衡時，互為因果的現象。

在這個理論中論及更重要的是：「疾病」的本身不是「敵人」，因此，不該去對抗或克服，而需要使之「轉化」。從正統醫學致病原因——細菌或病毒的生物化學立場來看，這似乎是不可思議的建議，因為我們不斷地找尋能殺菌清毒的抗生素及特效藥。但是近年來自然醫學所大力提倡的「提升免疫力」，以及信息醫學所發展的，如何利用「同類療法」的生物物理原理來教育身體，使之能與侵入身體的細菌或病毒或過敏原「和平共存」，這就是「轉化」了疾病，而使病症消除，因而達到了痊癒，不正是作者所說的處理疾病的方法：不要抗拒疾病，而是利用疾病嗎？因此我會充滿興趣地將此書看完。

我之所以能初步接受作者的理念，是因為我的背景具備了一些深入的醫學臨床研究的經驗，而且我最近十數年用生物能信息醫學服務的醫療經驗，也證實了人體意識層次對身體層次強烈的影響力，長久以來所致力的信息醫學，也顯示了意識層信息的來源遠超過一般所認知的只代表情緒的起伏，事實上是包括來自直覺及靈感層，甚至延伸到三度空間以外時空重疊層次的信息。因此了解這本書的範圍的確是觸及了這些層次。但是即使如此，如何能看懂，並接受本書第二篇對每種重要疾病的指南，仍必須將本書的第二章到第七章，用心閱讀，努力思考不可。因為從第章到第章，都將使我們現代人所受的正統教育的意識中早已形成的思維模式，接受嚴重的挑戰。從物理學來打比方，普通物理學還滯留在牛頓地心吸力的定理，一切是用線性的三度空間來形容的階段，本書卻企圖帶領讀者走出線性的思維模式，投入自愛因斯坦相對論到海森詮釋的非線性的量子力學的最現代知識領域，必須用這樣的基礎，才能了解作者所昭示的疾病與痊癒的關係。

第五章是在檢討「對立」意識的侷限，基本上人人都是用「對立」的意識在思考，比方說：「我」的存在是說有了「你」才有「我」，即連「存在」也是因為相對的「不存在」而「存在」。因此「我」與「你」及「存在」與「不存在」的關係都是建立在「對立」的基礎上，因為「沒有分割成立體和客體，沒有區分知者和被知之事，就不可有知識」。照這樣說，正統醫學用「對立」來征服疾病似乎是無可厚非的，然而作者在本書中所介紹的理念卻是「疾病是對立，而痊癒是超越對立的」，因為「在對立的背後，身為人類的我們是合一的」，也就是說包含「對立」在內的「合一」。為了證明這一點，作者引用了許多中外古今的說法，有超時空的物理，有各宗教的哲理，綜合說明的目的是闡明「對立」實際是一體的兩面，因此「對立」的背後是「合一」。「對立」的現象在生理上只是階段性的，是在不停的轉換中的，最終還是合而為一，這種對立的階段性顯示在人體的「呼」與「吸」、腦的「左」「右」兩半、「意識」與「潛意識」的層次等，其目的在於達到「合一」的完整，任一半的不平衡就會帶來整體的不平衡，「疾病」代表了這些不平衡的現象，假如以消滅疾病的「對抗」來治療疾病，往往使其更不平衡而無法找到不平衡的原因，只有利用症狀去找到「合一」的途徑，才是真正的痊癒之路。因此第三章講到的「意識」與「潛意識」（陰影），第四章的善與惡，都是以兩個看似「對立」的實例來闡述其實為「一體」的事實。第四章最重要的結論，是建議「使對立面結合的基本工具就是愛」、「愛會致力於結合：它尋求融合，而不是分裂；愛的目的並不是占有，而是完全的給予……愛有轉化的作用。愛邪惡，然後邪惡才能得到救贖」。

事實上，前四章費力的探討，作者的最終目的是想要引出第五章最關鍵性的論點：「疾病並不是是自然功能失調，而是促使我們演化的整個控制體系的一部分。」「……我們生病是因為缺乏合一。」更驚人的斷語：「疾病是人的本質。」因為「疾病與健康相隨，就好像死亡與生命相隨一樣」。這一章不僅否定了正統醫學以消滅疾病的對抗手法來治療疾病，也對「自然醫學」或「活得健康」、「避免疾病」的預防醫學發出質疑，進而提議「放下自己的防衛，而學習傾聽疾病的教導」。也就是再一次的申訴，疾病起於意識層次的不平衡而表現在身體層次的形式上。而痊癒來自於意識的擴展和成熟，當意識「自覺到症狀背後的法則，才能從物質（身體）的存在解脫出來，因而達到真正的完整與合一（痊癒）」。第六、七章就是在詳述這些症狀背後的「法則」。

在「尋找原因」的第六章，尋找的範圍包括了物理及心理的層面，作者企圖用量子物理學來突破過去、現在、未來；線性的因果關係，也應用了左腦科學「分析性」的思維及右腦「整合」、「類比」的思維方式來審視「因果關係」。第七章的重點不在以「過去」為導向，而以「沒有時間性」的類比概念的終極因果關係為導向，深入探究的技巧是企圖傳授更實際的法則：「這本書是一種工具，讓那些有心投入的人能藉著自己的練習，對症狀的真正意義進行深入的探究。」更重要的是：「發現事情的存在以及了解如何存在，而不是問為什麼存在。」特別要注意的是：「身體所表現出的事實，正是病人不願承認的部分」、「心理不會『造成』身體的症狀，身體過程也不會『造成』心理的改變，可是任何特定的型態會同時出現在兩種層面中，所有心理的內容都在身體上有對應的部分，反之亦然」。

將第一篇看懂之後，第二篇就真正有用了，因為那是一些真正的實例，供讀者練習及參考。讀完全冊，筆者雖不能完全同意本書中所有的論點，但認為這是一本難得的書，從各方面印證了中國傳統哲學及醫學中的「生命的動力」。所謂「對立」與「合一」的論點，實為我們所熟知的陰陽互動的太極圖及易經中的千變萬化，其目的在平衡。其中質與能、波與粒子所攜帶的信息，正是生命動力的內涵。這雖是物理層次生命的表現，也應合了佛學中的空即是色色即是空的描述，其中建議的療癒方法，不是「對抗」的廝殺，而是「合一」的「共存」，更是目前整體或另類輔助療法用以治療的「同類療法」的精髓。如此看來，這實在是一本「整合」的醫學論說。內文中特別值得介紹的，是兩則非常出神入化的老子《道德經》的翻譯，分別在第二章及第六章末。總結來說，雖這是一本極難讀的書，卻應當列入對醫學理解的「必讀」之書。

【推薦序二】

意義、象徵與精神轉化——疾病篇

南華大學生死學研究所助理教授
蔡昌雄

這是一本針對疾病意義提出全新解讀觀點的書。有別於正統醫學的症狀處理，以及自然醫學的健身預防之道，作者強調疾病乃是生命無可逃避的本質，是二元對立衝突的人類心識陰影，在生理層面上的對應呈現。因此，說我們染患疾病的描述是不正確的，因為我們本身便是疾病。雖然這絕不是一個容易為人接受的觀點，但的確是邁向靈性完整覺知路上發人省思、令人動容的諍言。老子曾言：「夫唯病病，是以不病。」能夠正視疾病，痛予針貶者，才能真正的免除疾病。

然而，我們要如何才能達到「正確」看待疾病的境地呢？在現代高齡化與高度醫療化的社會脈絡中，對抗疾病與養身健體似乎已經成為一種時尚。在這樣的氛圍下，疾病成為人類不受歡迎的敵人，自然是天經地義的事。但是另一方面，當我們投注龐大的醫療資源與心力在對抗疾病的同時，可曾有過這樣的人文反省：「如同死亡的不可必避免一般，疾病也是人類無所遁逃的宿命。」當我們殫精竭慮、不計一切地想要擺脫疾病的同時，個別的疾病症狀或許得到某種程度的緩解或暫時的治癒，但是整體而言，疾病並未隨著醫療技術的進步而消滅或減少，只是以不同的形式展現出來罷了，而且每個人最終也將被疾病（狹義的或廣義的）擊倒。這個宏觀的真實圖象強化了我們內在的深層焦慮，也使我們在精神上因承擔無比的重荷，而付出慘痛的代價。榮格（C. G. Jung）形容現代人的恐癌症候群，猶如原初部落族群懼怕精靈鬼魅附身一般，所暴露者正是吾人在心靈層次面對疾病時束手無策的窘境。

就是在這個認識的環節上，作者要我們反轉心念，把疾病看成是人類最誠實的朋友，以及心靈啟示的導師。這令我自然地聯想到闡揚大乘佛教觀點最淋漓盡致的《維摩詰經》中，有關維摩詰大士「示疾」的那段故事。佛陀遣弟子舍利佛前往維摩詰居處「問疾」。

從尋常人的修行觀點看來，由於維摩詰居士修行境地極高，為何會身染疾病，舍利佛亦頗為不解，故而問之。維摩詰的回應是「因為眾生有病」。但「你維摩詰的修行難道不能超越常人的疾病侵擾嗎？」「如果不能，則修行何益？」我們或許會有這樣的疑惑。但是，從大乘佛教「空有不二」的立場而言，這個看法本身因為製造了「健康－疾病」、「世俗－超越」、「眾生－佛陀」等二元對立的衝突，本身就是「病態的」，也是世間一切疾病的根源。換言之，正因為我們人類做為必朽的有限存在，無明地希冀成就無限的超越境界，於是乎使自己繫縛在心理投射出的「健康」、「永恆」等虛妄影像上，而沒有看到在當下追求的一念中所造成的心識分裂狀態，才是人類真正需要克服的疾病。療癒之道在於徹底接納對立面、陰影面的疾病，邁向心靈的統整合一，此所以維摩詰「示疾」而無病，眾生意圖「去病」而仍百病叢生。

本書第一篇的論理基本上就在解析上述的另類疾病觀點，第二篇則是在這個理解的基礎上，鉅細靡遺地描繪常見疾病症狀的可能象徵意義，引領讀者經由整合個人心識陰影的療癒修練，踏入生命存在的靈性昇華場域。作者通篇論述的精義似在於：⑴呈現疾病症狀的意義（meaning）；⑵疾病意義的把握關鍵在於象徵解讀（symbolic reading）能力的培養；⑶疾病象徵意義的領略即是精神轉化（spiritual transformation）的具體實現。以下分就這三個層面的基本課題與內涵說明之。

首先，我們必須了解在人類生命經驗的構成中，有客觀事實與主觀意義這兩個層面的區分。疾病做為人類生命經驗的一環，自然也不例外。疾病（disease）客觀呈現的生理症狀與個人主觀的生病（illness）體驗意義，其實是同時並存的。作者在書中明確地表示，突顯疾病的意義不在於否定生理症狀的事實，也不是要眾人漠視醫療與養生的功能，而是為了喚醒常人「洞觀」生理症狀背後的心靈意義層面，以及兩者之間平行對應的關聯。意義治療學（logotherapy）的創始人法蘭可（Viktor E. Frankl）說：「人是意義的動物。」對於以化約的因果關係與機械觀點來呈現人之特質的說法，特別嗤之以鼻。此外，從現代現象學到詮釋學的理論與應用研究發展脈絡中，也可以看出學界對主體意義經驗核心之意向結構描寫的日益重視。無論就意義在人類生活經驗中的不可替代性，以及彌補當代科技理性影響下的意義真空而言，顯揚疾病探討的意義層面，確實具有平衡時代偏頗，使趨向完整心靈療癒的意義。

然而，肯定疾病意義的探索與觀照，終究只是起步而已。在疾病意義探索的道路上，我們亟需學習開拓詮釋與象徵解讀的能力。這種對各類疾病所做的象徵解讀，乃是全書的精要所在，也是最值得讀者反思學習之處。但是象徵解讀的能力，畢竟需要針對認識慣性做根本的調整，長期涵養之餘，方期有成。用作者的解釋方式來說，這個過程從習於理性、抽象、分類的左腦思考模式，轉換到擅以圖像、類比與象徵整體把握經驗的右腦思考模式，並進一步統合這兩者之間的差異，使之並存無礙。或者用深層心理學的術語來說，就是意識與潛意識進行無盡整合的歷程。其實，在吾人的生活世界中，無論是夢境意義的體悟、生活原型角色的調適、敘事的隱喻解讀，以及神話世界的意義賦予，都涉及到象徵理解的深度。本書的創意在於，生理層次的病症，亦有其象徵層次的意涵，且關涉到心靈的成長與疾病的療癒。

最後，在疾病療癒的過程中，往往伴隨出現的心靈成長或精神轉化現象，本書雖然奠定了若干討論的基礎，但並未成為本書深入探究的焦點。有關這方面的討論，往往與自我超越（self-transcendence）、靈性再生（spiritual rebirth）或復活、神聖空間（sacred space）的創造、高峰經驗（peak experience）的遭逢等宗教學和心理學的概念密切相關。

特別是在絕症病患的臨終情境中，此一精神轉化的挑戰更是明顯。針對這點，本書作者所欲表達的是，倘若我們能夠解讀出吾人疾病症狀的象徵意義來，則精神的轉化必然發生。我們也可以反過來說，個人唯有在尋求精神轉化的前提下，疾病的象徵意義也才有被彰顯的可能。

從疾病象徵意義的解讀出發，以了解吾人生命存在的有限性，我相信，死亡的超越之道亦已涵納其中了。

【推薦序三】

以病痛為師——

從身心學（Somatics）觀點看待身體的疾病

國立台東大學　身心整合與運動休閒產業學系
劉美珠　教授

「病痛」不是壞事，而是身體發出的訊息，
它正訴說著身體的結構與功能已遭受到破壞，
需要好好的休息和調整；
它提醒我們身體需要被呵護與照顧，
以便啟動其自我修補的能力，
它也提醒著我們要注意「身體」每個當下的運作狀態，

才能滿足其基本的需求。

「病痛」是人體天然的警報系統，
沒有疼痛的能力，身體無法保護自己，也無法得到適時的調整；
藉由疼痛的感覺，
感受身體的存在，也感受身體的運作方式，
進而傾聽身體的內在節奏，
重新尋找一個和它工作的方式。

真誠地面對自己的「身體」，
謙卑地面對「病痛」，
並以微笑來接受「病痛」帶給「身體」的衝擊，
並進一步發掘其背後深層的意義，
自然而然，你會知道該如何來面對身體，
進而面對自己。

「身體」是什麼？「病痛」又為何？

帶著病痛或殘破的身體，是上天給你的處罰？還是一個人存活下來的另一種磨練和挑戰？你是個倒楣、可憐的不幸者，還是擁有了認識自己，和自己更親密工作的最佳機會？一念之間，存乎個人。

與其怨天尤人，對身體忿恨不滿，還不如重新體認自我對待「身體」的態度，以及學習如何面對「病痛」帶來的不適。當你能夠坦然地面對自我的身體病痛，放下抱怨與自哀自憐，才能夠真正靜下心來傾聽身體，了解疼痛的原因、背後的深層意涵，進而尋找一個和它相處的新模式；如此，也就能逐漸清楚地瞭解自己，更欣然地面對自己，走這一生。

在資本主義充斥的生活中，人們不斷地要求物質的享受、感官及欲望的滿足、甚至是身體的強烈刺激，使得身體最深層的內在感覺被干擾、被困惑，體內細微的需求常常被忽視，連最原始的動作本能也被遺忘。尤其，本世紀電腦科技的高度發展，使得人們的工作模式愈來愈依賴電腦，身體長時間保持固定姿勢所導致的疲勞與不適則愈來愈嚴重，這不僅壓抑了身體原有的內在律動，更阻斷了身體對內與對外的覺察能力。逐漸地，「身體」成了人們機械性操作的工具，我們不斷盲目無知地濫用它；「身體」只是人們追求名利的手段，透過世俗身體美的追求，無情地摧殘與破壞自己的身體。尤其，改造身體的相關工業大行其道，例如整容手術、化妝品、塑身減肥、流行服飾、色情交易和健美，切斷了人們和身體之間的親密聯繫。在商人的操弄手段下，身體已成為賺錢的重要工具，大家已被嚴重物化而不自覺。身體存在的價值、意義和形象被扭曲了，人們逐漸迷失了身體，也迷失了自己。

然而，現在有一批人在世界各地提出「以身體為師，向病痛學習」的觀點，藉由身體探索來解決病痛。他們重新傾聽身體的法則與原始律動，瞭解與身體溝通的語言及形式，進而發展出許多和身體對話的方法，提升了個人內在身心整合的療癒力量。他們藉由病痛重新認識自己、瞭解自己，進而更喜歡、接納自己的身體，甚至以更積極的態度面對病痛。他們都一致強烈地呼籲：「該讓富有心靈與智慧的身體（the thinking body）抬頭說話，讓『身體』與『心智』合而為一，互為主、副，並共同合作」；更藉由自身的經驗整理出許多實際操作的身心技法（somatic approach），提供人們更多與自己身體工作的管道，逐漸形成身心學（Somatics）這個新領域。

身心學（Somatics）的興起，就是源自於個人為了解決身體上的問題、病痛，或是對身體現象的好奇，進而重新探索身體所提出的哲學觀。對這些人而言，病痛不再是懲罰，而上天賜與的禮物。隨著不斷體驗和經驗的累積，許多不同派別的身體療法和身心整合技巧如雨後春筍般出現，已逐漸走向百家爭鳴、各放異彩的局面。

在身心學者的理念中，人類的身體是有智慧的，而人體的動作更有其深層意義，每個人行為和動作的呈現，均有其潛在之意圖。因此，透過身體動作實際操作的體認，人們可以重新反省個人內在意圖，並學習與瞭解到「我是誰？」、「我到底有何需求？」、「我在追尋什麼？」、「我是否能操控我自己？又是如何掌握我自己？」於是，回到身體為原點，體會和反省自我的動作經驗、內在的感受和需要；不僅能夠開發身體覺察，重新體知身體的使用方式，做自己的主人；並在探索身體的過程中，找到真實的自我，並學習終其一生享受生命當下的每一刻。

本書作者提出一種新的看待身體疾病的態度，也是從內在去反省身體疾病發生的來龍去脈，重新思考疾病呈現於身體的狀態和其深層的意義。如此，身體的症狀就不再是需要對付（治療）的敵人，反而是幫助我們看見自己的朋友，就如同身心學是要喚醒人們，重新用一個新的觀點與態度來面對「身體」。它並非人們口中的臭皮囊，也不僅是人們眼中的漂亮身材，而是一個充滿智慧、有感知的、能夠自行運作的、不斷地動與改變的有機體。當人們對待「身體」的態度改變了，就能以完全不同的心態來面對「身體」的各種現象，包括「病痛」的存在。當身體的功能喪失，必有其形成的原因（通常是內在的節奏被破壞、身體使用的方式不當、過度的使用與摧殘，或各種壓力與情緒的刺激……），而如何能找到身體內在的節奏，重新尋得其運作的律動模式，活化其功能，就得要向內在探索，以「病痛」為師，才能根本地解決問題。

本文作者為美國俄亥俄州立大學身心學博士（Somatics Study）
Body-Mind Centering® 國際合格教師
Polestar Pilates國際合格之指導員
GYROTONIC® & GYROKINESIS® Pre-trainer 訓練教師
日本操体技巧（So-tai Technique）授證教師

【譯者序】

與身體對話

神經內科醫師、費登奎斯老師
易之新

這本書從完全不同於主流醫學的觀點來看疾病：把疾病當成最親密、最誠實的朋友，與他對話。

我曾在國內參加一個身心整合的經驗團體，如果你在團體中說自己有頭痛的問題，老師會問：「你的頭痛想告訴你什麼？」在團體的過程中，有人經歷到肩膀的疼痛原來代表自己承受過重的生活壓力，有人體會到右膝的疼痛是出於自己一直把重心放在代表理性的右側身體，有人領悟到腹部的疼痛原來是積壓了許多未解的痛苦情緒，還有人從全身容易極度疲累的症狀中（臨床上被診斷為「慢性疲勞症候群」），經驗到自己已經喪失了生活的樂趣和熱情。

從正統醫學的觀點來看，這些敘述簡直就是無稽之談，可是，願意以這種方式對待身體的人，會發現身體提供了許多自我成長與探索的機會，而這是正統醫學所不能提供的。

本書對疾病的定義與一般觀念不同，認為疾病是相對於健康的一種意識狀態，而各種身體與器官的問題則稱為症狀（包括一般所謂的各種疾病與症狀），症狀反應出生病意識的各個面相，由此可以探索心靈深處的問題，將人從疾病帶向健康。從這個角度來看，身體的症狀就不再是需要對付的敵人（所謂治療），而是幫助我們看見自己的朋友。

書中第一篇詳細介紹這種視角的哲學觀，從對立的世界觀談到合一的宇宙意識，從人類不願面對的自身陰影，善惡、好壞、對錯觀念的問題，引申出為什麼疾病是人的本質，進而探討看待疾病的態度與方法。

第二篇則從這樣的觀點，分別討論各個器官出現的症狀可能代表什麼意義。讀者或許會覺得第二篇比較有趣，但一方面要注意作者只是拋磚引玉，並不是為各種症狀做出不同觀點的「標準診斷」，因為每個人都需要為自己的狀況尋找個人的意義，本書只是方向的指引；另一方面，全書的重點還是在第一篇的哲學觀，了解整個觀點，就自然能看見方向了。

不同於主流醫學的觀點、不同於一般人對疾病與痊癒的看法，必然會引起爭議，也很容易去比較兩種觀點中何者「比較正確」，可是這種比較就違背了本書的原意。本書無意否定正統醫學的功用，而是希望能以更廣的視角，看見原來看不見的重要意義，使我們能從各種症狀的痛苦中學到人生的功課。

現代醫學越來越精緻化、分工愈細、科技掛帥，但不可諱言的，也越來越商業化、制度化、利潤掛帥。這樣的演變，正顯示出在技術精進的同時，缺乏意義之探索時的必然結果。當發生頭痛或有所謂焦慮的情形，就以一顆藥丸或是某種精油解決時，如何會去思考、感受自己「為什麼頭痛」、「為什麼焦慮」呢？

走筆至此，想到另一個朋友，身為精神科醫師的他，在開安眠藥給「失眠」的病人時，想到多年前自己在大學時經常半夜「睡不著覺」，就會起身坐在床沿想一想自己怎麼了，在許多無眠的夜裡，他對自己、對內心的感受、對人際的互動、對生活中的經驗、對人生的意義，有了許多新的認識和體驗。他想，如果當時自己被貼上「失眠」的標籤，以安眠藥或其他方法幫助入眠的話，那一段青春恐怕會喪失許多色彩與光澤。

在眾人受正統醫學觀念薰陶如此之深、視吃藥打針以解決病痛為家常便飯的今日，我想，現代人缺乏的是這種省思，現代人需要的是從機械生活中跳出來尋找意義、認識自己。在接受現代醫學治療的同時，也花一些心力去探索心靈世界，兩者並不相違背，而後者卻能開啟令人難以想像的廣袤視野，何樂而不為？！

目錄

第二篇 症狀及其意義

前言

這是一本令人不舒服的書，因為它剝奪了人在面對無法解決的問題時，把疾病當成藉口的機會。我們提出的看法是，病人並不是某種大自然缺陷的無辜受害者，而是自身疾病的創造者，所以，我們不應該把注意力放在環境污染、文明的病態、不健康的生活方式，或其他常見的代罪羔羊；取而代之的，是要把疾病的形上學觀點放在檯面上，這個觀點認為症狀是心理衝突在身體上的表現，並能透過症狀的象徵意義，展現病人當前的問題。

在本書的第一篇，我們提出這種取向背後的假設理論，並詳細解釋疾病的哲學。我們強烈地建議讀者，在閱讀第二篇之前，要先認真仔細地閱讀第一部分，最好能多讀幾遍。

在第二篇中，針對最常見的疾病—症狀，提出象徵的觀點，並解釋成心理問題的表現。我們的基本目的是要藉著這些解釋教導讀者以全新的方式來認識症狀的意義，並發展各人對自身症狀的解釋。同時，我們也是把疾病的題材當成引子，來探討哲學和祕傳主題的整個範疇，這些主題的應用遠遠超過只探討疾病緩解的狹隘角度。

這本書並不艱深，但也不是不了解我們基本觀念的人所想的那麼簡單或平庸。這本書不是「學術著作」，缺乏「學術描述」中必須有的謹慎。這本書是寫給準備好要走出新路的人看的，而不是寫給僅僅坐在牆上觀看、浪費時間玩弄空泛文辭的人。以啟蒙為目標的人需要的是真知灼見，沒有時間浪費在理性主義者的學術上。這本書的內容必然會引起很多人的反對，儘管如此，我們仍然希望能找到一些讀者——不論多還是少，願意把這本書當成行路的指南。本書正是為他們而寫的，而且，只為他們。

PART 1

認識疾病與療癒

疾病是人的本質，它唯一的目標，就是使我們變得完整。
當我們重新學習症狀的語言，聽它說話，
就能了解我們缺乏什麼，進而轉化疾病，邁向療癒的道路。

1 疾病與症狀

人類的理智
無法了解真正的教誨
可是如果你感到疑惑，
而且覺得無法了解，
那你可以與我快樂地討論事情。

——瑜伽大師《倡導家》

醫學的靈魂何在？

在我們這個時代，現代醫學不斷展現近乎神奇的技巧和力量，令外行人感到驚奇。可是，在這同時，對近乎全能的現代醫學感到懷疑的呼聲，也越來越高，越來越多人更相信自然療法（包括遠古或相當現代的方法）或是同類療法，遠甚於高度科技化的正統醫學，因為正統醫學有許多值得批評的地方：例如副作用、症狀的轉變、缺乏人性、昂貴的費用等等。更值得注意的，並不是批評的內容，而是竟然出現批評的事實，因為這種批評是在理性分析之前就出現的一種模糊感覺，覺得有什麼地方不太對勁，雖然醫學所選擇的方法有精確的設備，卻無法達到所期待的目標。許多人都對現代醫學感到不安，包括許多年輕的醫生。可是一旦提出新的解決方法，這種共識就迅速消失，有些人認為拯救之道在於把醫學社會化，其他人以天然的植物藥方取代化學藥品，還有人認為研究地球的輻射線可以解決所有問題，其他人則把希望寄託在同類療法。針灸師和腳底按摩師則極力強調醫學看待整個身體過程的焦點，要從表面的現象轉移到能量的層面。也許把所有另類的努力和療法總結起來的最好方法，就是談論一種「全人」的醫療形式，而不只是對所有不同的取向保持開放的態度，由此更可以將完整的人視為身心合一的整體。正統醫學已經喪失這種看法，而且這個事實明顯到眾所皆知的地步，它研究的基本原則倚賴高度專業化的分析，為了取得大量而精確關於細節的知識，必然會越來越喪失整體的觀點。

當前在醫學中令人感到耳目一新的討論和發展，內容大多侷限於各種方法及其效果，到目前為止，還很少談到關於醫學本身的理論或哲學觀。無可否認地，醫學操作的是具體而實用的技術，可是每一種技術都會有意無意地反映出背後所隱藏的哲學。使現代醫學之船走向沉沒的礁石，絕不是各種技術的效力，而是建立這些技術的生命觀，這種生命觀常常缺少討論和反省。它失敗在哲學的部分（或說是缺少哲學的部分），醫學的技術建立在實用和效果的考量上，可是醫學的內在「缺乏靈魂」，最終會為自己帶來喪失人性的咒詛。沒錯，這種喪失人性的情形表現在許多具體的外在形式，可是問題並不能藉著技術的改善而解決。許多症狀表示醫學也生病了，醫學本身這個「病人」就像其他任何病人一樣，是無法經由修補症狀而治癒的。儘管如此，大多數批評正統醫學、擁護另類治療的人，卻理所當然地採納正統醫學的哲學觀和目標，以致於把精力完全用在改變其形式與方法。

本書的目標是要重新探討疾病與療癒的問題，我們絕不會採取這個領域中大家所熟悉、接受、普遍認為理所當然的基本價值觀。我們相信，這種態度會使我們的工作變得危險而困難重重，因為我們不得不深入且無情地探討仍被大多數人視為禁忌的領域。我們完全了解自己所走的這一步，絕對不是照著醫學發展而有的下一步，事實上，更準確地說，我們一下子跨越了好幾步，這幾步本來是正統醫學該走的路，深入認識這幾步的意義，可說是了解本書基本觀念的先決條件，所以，我們不會談太多醫學的一般發展，而比較重視個人洞察力遠遠超出醫學緩慢發展的人。

意義來自詮釋，詮釋需要參考架構

在實務層面發生的事件，本身是永遠不會有任何意義的。事件只在經過詮釋後才有意義，只有詮釋才能使我們體驗到事件的豐富意義，打個比方，玻璃管中的水銀柱上升，這件事本身是絕對沒有任何意義的，只在我們把它詮釋成溫度變化的表現時，這個過程才有了意義。當人停止詮釋世上的事件，以及個人自身命運的變化時，他們的存在就陷入沒有意義與目的的情景。可是，我們需要參考架構來詮釋事件，不論我們試圖詮釋的是什麼，這個參考架構不能和所要詮釋的東西處於同一層面。因此，物質世界（有形世界）的事件和過程，都只能透過某種形而上的參考系統來詮釋。只有在可見的有形世界成為歌德所說的「好像寓言一樣」時，才能得到意義，就好像字母和數字是以形式來表現觀念的工具，所以每一件可見的、具體的、實用的事情，都只是一項觀念的表達，是不可見事物的中介。簡單地說，我們可以把這兩種範疇稱為「形式」和「內容」，**內容要透過形式才能表達出來，如此，形式才有意義**。不能傳達觀念和意義的符號和文字，對我們來說是空洞而無意義的，即使以最仔細的方法來分析它們，也無法改變這個事實。形式與內容的關係在藝術中是最明顯而容易了解的，其特質並不在於畫布和顏料的特質，畫作的物質成分只是藝術家內在圖像所形成觀念的工具和中介，畫布和顏料的作用在於能使不可見的東西成為眼所能見，所以是形而上內容的物質表現。

舉這些簡單的例證，是想要消除了解本書應用方法可能遇到的任何困難，以富涵意義的方式來看待疾病與療癒的各項主題。可是，在過程中，我們會相當刻意、明確地不管「科學的醫學」。我們不談「科學」的原因很簡單，因為出發點完全不同，這個事實表示，以科學來討論或批評我們的取向，必然會牛頭不對馬嘴。所以，我們必須揚棄科學的架構，因為這個架構把自己完全侷限在實用的層次，使意義無法明確。我們的取向並不適用於積習難改的理性主義者與唯物論者，而是為那些準備好追求錯綜複雜、並無邏輯可言的人類意識道路的人而設計的，在這趟穿越人類靈魂的旅程中，**最有幫助的同伴是圖像式思考、幻想、聯想、反語，和傾聽之耳**。我們選擇的道路需要極大的能力來包容矛盾和模稜兩可，而不是藉由消除對立的兩極之一，來得到明確的答案。

身體是意識的表現

在一般的醫學取向中，總是有各式各樣的「許多疾病」（illnesses），這種不嚴謹的語言顯示出人對疾病觀念的普遍誤解。「疾病」是只能以單數表示的集合名詞，「各種疾病」的說法就好像說「各種健康」一樣奇怪，疾病和健康都是單數的概念，用來指涉人類的狀態和情況，而不是像現在流行的用法，拿來指涉器官或部分身體的狀態。身體並沒有疾病或健康的問題，因為身體的作用只是表達來自意識的訊息，身體本身什麼也不能做，每一個看過屍體的人都會相信這一點。一個活人的身體需要兩種無形的本質才能運作，也就是我們平常說的意識（也就是魂，soul）和生命（也就是靈，spirit）。意識產生訊息，由身體表現，所以能被看見。意識之於身體，就好像廣播節目之於收音機。由於意識的性質是無形、獨立的，所以顯然不是身體的產物，也不用依靠身體而存在。

活人身體中發生的每一件事，都是表現與其對應的訊息模式，或說是對應影像的凝聚（影像的希臘文是「eidolon」，也與「意念」的概念有關）。脈搏和心臟遵循特殊的律動，體溫保持在固定的範圍，腺體分泌荷爾蒙，或是抗體的產生，這些功能都無法單靠物質名稱來解釋，每一種功能都依賴對應的訊息，而訊息的來源就是意識。當各種身體功能以特殊方式一致運作時，就會出現和諧的整體模式，也就是所謂的「健康」。如果某種功能出了差錯，就會或多或少影響整體的和諧，我們稱這種結果是「疾病」。

所以，疾病意味失去和諧，或是原本平衡的狀態出現問題（稍後會談到，從另一個角度來看，疾病其實也會創造一種平衡）。可是，和諧的破壞是發生在意識之中的，是在訊息的層面，只是表現在身體上罷了，所以，**身體代表意識的再現**，可以由此來了解意識，所有的過程和變化都是在意識中進行的。就好像整個物質世界只是舞臺，各種原型以外在形式在其上表演，於是世界「就好像隱喻一樣」，同樣的，物質的身體只是舞臺，意識的圖像得以在此表現出來。因此，如果一個人的意識陷入不平衡的狀態，就會透過身體症狀的形式成為可見的實體。所以，即使疾病確實以症狀的形式在身體表現出來，我們還是認為身體會生病的說法容易造成誤導，因為，生病的是人。（就好像悲劇的演出，我們不會說舞臺是悲劇，戲才是悲劇！）

有各式各樣的症狀，但都是同一件事的表現，也就是我們所說的「疾病」，而疾病必然發生在人的意識之中。就好像身體沒有意識就不能存活，所以沒有意識的話，身體也不會「生病」。

在此也必須說明，我們並不接受一般習慣把疾病分成身體、身心和心理疾病的看法，這種觀念會阻礙人對疾病的認識。沒有錯，我們的觀點與身心模式若合符節，差別在於我們對所有症狀都採取這個觀點，沒有例外。「身體」和「心理」的區別最多只能應用在症狀出現的層面，無法用來探究疾病本身。長久以來對精神疾病的觀念完全會造成誤導，因為精神並不會生病，這類疾病其實是指心理層面出現的症狀，也就是說，**症狀出現在人的意識之中**。

因此，我們必須努力發展疾病的統整觀點，至多把「身體」和「心理」的區別用於症狀出現的主要層面是身體還是心理。

假如考慮到疾病（意識層面）和症狀（身體層面）在概念上的區分，那我們看待疾病的焦點，就必須從熟悉的身體層面的分析，轉移到陌生的層面，也就是徹底審視心理層面。所以，我們比較像個評論家，不是以分析的術語痛斥拙劣的表演，也不會建議更改布景、道具或演員，而是把注意力直接放在這齣戲本身。

症狀是疾病的信號

當人的身體表現出症狀時，或多或少會吸引自己的注意力，而常常擾亂了原有的生活規律。症狀是個信號，使我們的覺察力、注意力和精力都去關注症狀，並攪亂平常生活。不管我們願意或不願意，症狀都會吸引我們的注意力，我們會把這種「外在」的擾亂視為困擾，所以通常只有一個目的，就是排除困擾。人討厭受到困擾，於是揭開對抗症狀的戰爭，而即使是一場戰爭，也隱含有關切和注意，所以症狀總是能確保我們的關心。

自從希波克拉底（Hippocrates，紀元前四六〇—三七三，古希臘醫師，被稱為「醫學之父」）以降，正統醫學一直試圖說服病人相信，症狀多多少少是偶然的現象，要以機械化的過程來尋找原因，於是每個人都努力研究這些過程。正統醫學小心地避免詮釋症狀，認定症狀和疾病都是沒有意義的，卻剝奪了信號真正的功能——症狀如果沒有意義，信號就喪失了重要性。

為了說明起見，容我們打個比方。汽車的儀表板有完整的警示燈，當某個重要功能無法適當運轉時，警示燈就會亮起。如果在旅程中，真的遇到其中一個燈亮了，我們會感到掃興，因為這個信號而必須中斷旅程。我們的焦慮當然是合理的，可是，如果為了燈亮本身而煩惱，豈不是太愚蠢了嗎！燈亮只是告訴我們需要花時間找出哪裡出了問題，因為問題出在我們「看不見」的地方，所以我們把燈亮看成需要找修車廠的警訊，等修理好以後，燈就不會再亮，而我們也能高興地繼續旅程。可是，如果修車工人只是把燈泡拿掉，那我們必然感到非常生氣，沒錯，燈不會再亮了，這確實是我們想要的結果，可是達到這個結果的方法卻太膚淺了，我們需要的並不是使燈不亮而已，如果能預防燈亮，當然是最好的，可是一旦燈亮了，我們就必須把注意力轉移到背後的問題，找出真正故障的地方。

換句話說，燈亮的真正作用，只是一種指標，使我們找出真正的問題。

就好像警示燈亮的比方一樣，症狀也是如此，一連串身體的症狀是不可見過程的可見表現，這個信號的作用是要我們停下來，找出有什麼地方故障了，讓我們查詢背後的問題是什麼。所以實在沒有必要對症狀感到煩惱，試圖防止症狀的出現更是荒謬。並不需要防止症狀的發生，而是要讓症狀不需要發生，可是，要做到這一點，就需要先把目光從症狀本身轉移開來，檢視更深層的東西，才能了解症狀在指明什麼事情。

正統醫學的主要問題就是沒有能力走出這一步：形形色色的症狀太迷人了，於是把症狀等同於疾病，換句話說，醫學無法區分形式和內容的差別，於是不斷把大量資源和技術用在器官或某一部分身體的治療，卻不曾治療真正生病的人。醫學追逐的目標是有朝一日能去除所有的症狀，卻沒有花一點時間深入去看這個觀念是否合理而可行。令人吃驚的是，這樣清楚的事實卻無法使狂熱的追求變得腳踏實地。自從所謂現代醫學出現以來，並沒有使病人的數目減少一分一毫。病人和過去一樣多，只是症狀發生變化，卻有人努力以部分症狀的統計數字來掩蓋這個嚴重的事實，驕傲地宣稱在傳染性疾病上得到勝利，卻隻字不提其他症狀越來越嚴重而頻繁的情形。

除非開始從疾病的角度，而不是從症狀的角度來觀察，否則無法得到真實的結論。疾病從來就沒有減少過，現在如此，將來也必然如此。疾病就像死亡一樣，是深植在人性中的特質，無法以一些公式化的花招就將之連根拔除。如果我們能體會到疾病和死亡令人敬畏的偉大力量，就必然在這體會之光中，了解以我們的力量來對抗疾病和死亡是多麼可笑。當然了，我們也能以物理的自然過程來解釋疾病和死亡，而不讓自己有所醒悟，好繼續相信自己的偉大和權威。

學習身心合一的語言

總結到目前為止所談的，就是：**疾病是一種人類的狀況，指明病人在意識層面失去了次序或和諧**。內在平衡的喪失會以症狀在身體層面表現出來，由於症狀的出現會攪亂我們習以為常的生活，迫使我們注意症狀，所以症狀既是訊息的信號，也是傳遞訊息的工具。症狀會提醒我們面對自己是病人或是生病靈魂的事實，也就是說，我們已喪失內在的精神平衡。症狀告訴我們某種東西被遺漏了，以前的人會問生病的人：「失去（amiss）了什麼？」，不過，病人還是會回答：「我有（get）頭痛。」（原註：到現在，蘇格蘭人還是習慣問病人：「你缺少（lack）了什麼？」）現在我們都直接問病人：「你得（get）了什麼病？」仔細思量這兩種完全相反的問話——「失去了什麼」和「得了什麼」——，是非常有啟發性的。這兩種問法都適用於病人，任何生病的人都少了某種東西，特別是在意識的層面：如果沒有少了某種東西，那他們就是完整的，既健康又完美；相反的，一旦完整性在某個部分受損，那就「不完整」了，也就是說，不健康或生病了。疾病顯現在身體上就是症狀，而症狀是人擁有的某種東西，所以說「一個人擁有的東西是其缺乏的表現」，**人因為缺乏意識的某個部分，於是有了症狀**。

一旦領會疾病和症狀的差異，就能一舉轉變人面對疾病時的基本態度和方式，不再把症狀看成敵人（面對敵人的終極目標就是抵抗、毀滅對方）；相反的，會發現症狀是能幫助他們的夥伴，以探索自己缺乏什麼，進而克服當前的疾病。從這個角度來看，症狀變成某種老師，幫助我們為自己意識的發展和成長負起責任，雖然，在我們無法尊重最崇高的法則時，這個老師會顯得非常嚴厲。**疾病只有一個目標，就是使我們變得完整**。

探索症狀的過程，會告訴我們到目前為止自己到底缺乏什麼，前提是我們能了解症狀所用的語言。本書的目標就是要**重新學習症狀的語言**，這裡說「重新學習」，是因為這個語言自古以來就存在，只是現在不為人所知，所以要重新發現。這種語言是身心合一的語言，它完全了解身體和心理的連結。如果我們能再度學習這種雙重語言，傾聽其隱密的意義，就能很快聽見症狀要說什麼，並學會了解症狀。症狀要述說的比朋友能說的更多、也更重要，因為症狀是更親密的夥伴，獨獨適用於我們自己，也是唯一能從內在真實了解我們的朋友。

可是，結果會誠實到使我們覺得難以承受，即使是最好的朋友也不敢誠實地當面說出關乎我們的真相，偏偏我們的症狀向來如此坦率。難怪我們會遺忘症狀的語言：畢竟，說謊總是容易多了。我們不斷以各種方法想勉強忍受症狀，可是，光是拒絕傾聽或了解，並不會讓症狀離開。只要我們敢傾聽症狀，並與之溝通，它們會成為正直的老師，並指引我們走向真正的療癒。症狀會告訴我們目前缺乏什麼，使我們察覺需要刻意關切什麼。透過傾聽和內在覺醒的過程，使我們有機會不再需要症狀。

疾病是走向療癒的道路

這就說明了對抗疾病和轉化疾病的差別，**療癒只來自於疾病的轉化，而不會來自於症狀的克服**。從德語的字面意義來看，療癒的前提是病人變得「更健康」，也就是「更完整」或「更完全」（我們對「完整」使用不合文法的比較級，意指「更接近於完整」，其實健康也不應該用比較級）。**療癒意指更接近完整，意識的完整性也被稱為開悟**。透過整合遺失的部分，而得以療癒，必然會導致意識的擴展。疾病和療癒是密切相關的概念，都只與意識有關，並不適用於身體，因為身體本身沒有健康或生病的問題，只是反映出相應的意識狀態。

而正統醫學最該被批評的就是這一點，正統醫學談到「療癒」時，沒有注意療癒真正發生的層面在哪裡。我們的重點不在於批評醫學的工作沒有具體宣稱這種療癒。醫學的實務把自己侷限在純粹的實用方法上，這些方法並沒有「好」或「壞」的問題，只是各種介入物質層面的有效方式罷了。在物質層面上，醫學常常非常有效，以致於把方法學變成可怕的常規，也許對某個人很好，卻不適用於其他人。畢竟，這還是依據人是企圖以蠻橫的力量改變世界，或是願意揭露這種取向只是一種錯覺。看透這種遊戲的人絕對沒有義務再玩下去（他們完全有理由這樣做），可是也沒有權利只因為自己不再需要它，就不許別人接受正統醫學，因為即使是學著適應錯覺也會有益處。

所以，我們在此關心的並不是人做了什麼，而是他們是否察覺自己做了什麼。到目前為止，了解我們觀點的讀者會注意到這一點，我們的批評不但適用於正統醫學，也適用於「自然」療法。畢竟，自然療法同樣試圖藉著實用的方法帶來「療癒」，並預防疾病，同時也會談到「健康的生活方式」，所以其背後的哲學觀和正統醫學是相同的，只是他們的方法比較沒有害，也比較自然。（嚴格說來，同類療法既不屬於正統醫學，也不屬於自然療法，或可視為一項例外。）

人類的道路是從不健康導向健康、從疾病導向療癒的道路，也就是要達到完整性和神聖性。疾病並不是某種意外造成的，所以不是路途中的干擾，而是道路本身，人可以藉此前進，而達到完整。我們越能刻意以這種方式思考，它就越容易引領我們達到目標。我們的意圖並不是要抗拒疾病，而是利用疾病，不過，如果我們想成功地做到這一點，就需要更深入地了解一些觀念。

2 對立與合一

耶穌對他們說：當你們使二者合一，使在內的如同在外，在外的如同在內，在上的如同在下，使男人和女人成為一體，於是男人不再是男人，女人不再是女人，當你以兩眼取代一眼，以一手取代另一隻手，以一腳取代另一隻腳，以一個影像取代另一個影像，那你們就會進入神的國。

——湯馬斯福音，第二十二節（譯按：此福音書不受正統教會採納，被歸類為「偽經」）

在此我們必須討論對立的問題。一方面我們很想避免冗長乏味的陳述，另一方面又覺得認識對立是進一步了解我們思路的基本先決條件。事實上，在上一章的分析中，如果不討論對立的問題，就很難了解我們的想法，因為這是存在的核心問題。

每當說到「我」這個字時，就立刻把自己與其他「非我」或稱之為「你」的所有事情分割開來，也就是這一步，使我們成為對立的囚徒。從此以後，「我」把我們束縛在充滿對立的世界，這個世界不只分裂成「我」和「你」，也分裂成內在和外在、男人和女人、好和壞、對和錯等等。「我」使我們無法理解（甚至無法想像）在任何事物中的合一性或完整性，我們的意識把每一件事分裂、切割為對立的兩面，被我們認為互相衝突的兩面，而衝突又逼使我們做出決定（decision，字首de-意指分開），必須選擇分割開來的其中一部分。我們的理智總是把現實切割成許多較小的部分（所謂「分析」），然後區分各部分的差異（所謂「辨別力」）。我們同意一端，而否定相反的一端，因為「相反的事物是互相排斥的」，可是，每一個否定都排除了一部分，於是加強了我們的「不完整性」，因為要達到完整，就不能缺少任何部分。至此就很清楚地看見，疾病與療癒和對立的觀念是如何密切相關了。更清楚地說，就是：**疾病是對立，而療癒是超越對立**。

空無，才能得到豐盛

在對立的背後，身為人類的我們是合一的，是涵蓋所有部分的合一，對立的東西在其內都彼此是沒有差別的，這個層面的存在也稱之為「全有」（the All）。根據定義，全有是包括每一件東西的，在全有的合一之外就沒有任何東西了。在合一之內，是不需要修改、沒有變化，也沒有發展的，因為它是超越時空的主體。完整的全有是一種永恆靜止的狀態，它是純粹的存在，沒有形式，也沒有活動。所以，在完整（Oneness）之中的每一件事情必須用否定的語彙來表達，比如：「沒有時間」、「沒有空間」、「沒有變化」、「沒有結束」。

每一個肯定的敘述都是分裂世界的產物，因此不適用於完整的狀態。從我們截然對立的意識來看，完整的狀態就如同無物，這種構想是完全正確的，卻常使人類匆匆做出錯誤的結論。例如，特別是西方人在學習涅盤的意義時，常常覺得失望、挫折，涅盤的意識狀態是佛教哲學的目標，代表完全沒有意涵和目的之境界。人類的自我向來喜愛在自己之外感受到有某種東西，所以很難了解如果想融入全有，就必須消除這種感受。在完整的狀態中，「一切」和「虛無」都是一體的，「虛無」放棄了所有的表現形式和界限，所以也擺脫了對立。「虛無」是所有存在的終極基礎（如猶太教中的卡巴拉教義、中國人的道、印度人的一切皆非〔Neti-Neti〕），只有它是真實存在的，沒有開始或結束，從永遠到永遠。

我們可以談論完整，卻無法想像完整。合一是對立的相反面，是挑戰我們理智的觀念，事實上，透過某些練習或是冥想技巧可以幫助我們發展合一意識的能力，而多少能短暫地感覺或體驗到這種境界。可是它總是會使語言的描述或理智的分析感到困惑，因為我們的思想非常需要對立，對立的狀態才是思想的運作方式。沒有對立、沒有分割成主體和客體、沒有區分知者和被知之事，就不可能有知識。在完整中是沒有知識，只有存在。在完整中，所有欲望、所有缺乏和努力、所有動作，都停止了，因為「外面」再無一物，所以沒有什麼好渴求的了。這是古老的似非而是的說法：「只有空無，才能得到豐盛」。

對立即合一

讓我們回到存在的範疇來看，這是我們能經驗到的領域。我們都有對立的意識，它會設法向我們保證，世界是以對立的方式存在。以理智堅信是意識使我們把世界看成對立的，而不是世界本然如此，這一點非常重要。舉一個實際的對立法則為例，呼吸提供了基本的對立經驗，吸氣和呼氣會一直交錯進行，產生一種節奏，可是節奏只不過是兩極不斷交替的結果。節奏是所有生命的基本型態，物理學的看法完全相同，認為所有現象都能簡化為振動。破壞了節奏就破壞了生命，因為生命就是節奏，任何拒絕呼氣的人就無法繼續吸氣，吸氣顯然需要依賴呼氣：一極需要相反的一極才能存在，如果拿走一極，另一極也就消失了。同樣的，電流也是起於兩極間的電壓，拿走一極，電流就消失了。

下圖是個大家早已熟悉、令人困惑的圖像，可以幫助每一個人重新體驗到自己的問題。在這個圖中，對立存在於前景和背景之間，更具體地說，對立的是「兩張臉孔」和「一個花瓶」，我看見這兩種可能性中的哪一個圖像，取決於我把白色或黑色的區域當成背景，如果把黑色的區域解釋成背景，白色區域就成為前景，於是看到一個花瓶；如果把白色區域看成背景，知覺就反轉過來，把黑色區域看成前景，於是看到兩張臉孔。這個視覺遊戲讓我們有機會精確地觀察到，當我們把知覺反轉過來時，內在會發生什麼情形。花瓶和臉孔圖形的元素同時存在於單一的整體圖像中，卻迫使讀者做出只能二選一的決定：看到花瓶，或是看到臉孔。要交錯著看出影像的兩面是很簡單的事，可是要同時覺察兩者一樣醒目，就很困難了。

這個視覺上的錯覺提供很好的管道來了解對立性，圖中黑色和白色的兩極是互相需要對方來襯托的，拿走一極（白或黑都一樣），整個影像的兩面就都消失了。這使我們再一次看到黑色需要白色才能存在，前景需要背景才能存在，就好像吸氣需要呼氣、正電極需要負電極一樣。對立物間高度的互相依賴，使我們看見每一個對立的背後都是明顯的合一，可是我們既有的意識無法確認或肯定對立中的完整性和同時性，結果我們被迫把一個現實的每一種表現都分割為兩極，然後認為它們是彼此各異的。

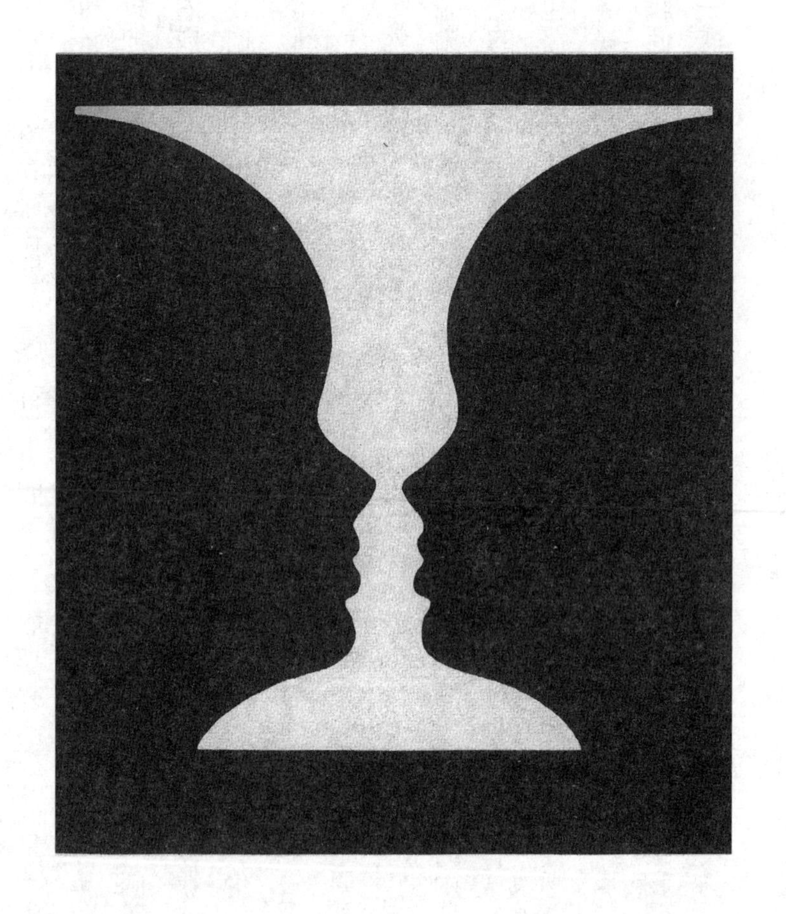

事實上，這個現象的起源就在於時間，時間這個騙子的存在完全在於我們意識中的對立性。「現實中的對立物其實是同一合一體中的雙生面」，可是我們只能分別察知，結果從自己特殊的立場，一次只能看到銅板兩面中的一面，甚至，膚淺的觀察者會以為對立物是互相排斥的。更徹底的檢視才能發現對立物是共同形成一個合一，而且是彼此依賴對方才能存在。

這種重要的認識最初是在科學研究光的過程中發現的，關於光線的本質原本有兩種對立的看法：有些人贊同波動理論，有些人卻支持粒子理論，而這兩個理論看起來又好像互不相容，如果光是由波組成的，就不可能是粒子組成的，反之亦然；換句話說，這是二選一的情況。可是後來卻發現，以二選一的方式探討這個問題是錯誤的，光既是波，也是粒子。容我們反過來看這個敘述：光既不是波，也不是粒子，就光的完整性而言，光就是……光，這是不受人類的對立意識所束縛的。觀察者根據自己探討時所採用的方法來看待光，有些人看成波，有些人則看成粒子。

對立性就好像一扇門，一面寫著「入口」，另一面則寫著「出口」，它仍然是同一扇門，但我們從不同的方向走近它，只能看見其中一面。由於我們需要把合一體分割成好幾個部分，一次只看一個部分，因此才產生時間，因為時間只是以對立意識來考慮所造成的結果，對立的意識把同時而完整的存在轉變成一個接一個的部分。時間的背後就是永恆，就好比對立的背後是合一，可是我們必須記得，永恆的概念有不受時間影響的形而上意義，並不像基督教神學傳統所誤解的，以為永恆意味長遠而沒有結束的時間連續體。

從語言學看對立與合一

審視古代的語言，比較容易發現我們的意識和本能需要（drive）是以什麼方式把原初的合一分割成對立物。古代人似乎比較能了解對立背後的合一，可是在語言進一步發展後，原有的模糊字眼開始被派定為單指一極的意思，這主要是透過轉換母音和加長母音的方法而達成的。（佛洛伊德在《原始語詞的對立觀念》〔Gegensinn der Urworte〕這篇討論早期字彙之模糊性的文章時，幾乎發現這個現象。）

要舉例並不難，比如，拉丁文常見字根中的 clamare（呼喊）和 clam（輕柔）、siccus（乾）和 sucus（汁），而 altus 在早期和後來的意思都同時代表「高」和「深」。在希臘文中，pharmakon 同時代表「毒物」和「藥物」。在德文中，stumm（啞）和 Stimme（聲音）兩個字是彼此相關的。而從 without 這個字正好可以清楚看見英文的兩極對立性，without 的字義原本包括了 with 和 without 兩者，現在卻把原本完整的字拆開來，只代表其中一極的意思。德語中 bös（壞）和 baß 兩個字的語言關係可說是更切題的例子，ba ß 這個字是古時的高地德語（譯按：德國奧地利、瑞士等地使用的標準語），代表的意思類似「好」，在現代德語中，這個字只見於兩個組合字中，分別是 fürbaß（意指「確實」）和 baßerstaunt（意指「真令人驚奇」）。英文字 bad（壞）也是來自相同的字根，還有德文字 Buße（懺悔）和 büßen（補償）也是。語言學的現象（單字的原始用法同時表示相反的兩極，比如「好」和「壞」）生動地顯示出，在每一個對立的背後都有共同的合一。「好」和「壞」的明確分辨將會在後文仔細探討，可是到目前為止，或許就足以使我們發現，了解整個對立性的主題是多麼重要。

宇宙意識

從醒和睡兩種截然不同意識狀態的交替中，可以主觀地體驗到意識的對立性。我們很容易把這兩種意識狀態看成外在大自然日／夜對立性的內在類比，所以我們常說到「白晝意識」和「夜間意識」，或是靈魂的「光明」和「黑暗」面，類似的對立還包括意識和潛意識的區分，於是說白天想的是意識的內容，夜晚的夢則是出於潛意識。嚴格說來，潛意識（unconscious，譯按：也可直譯為無意識）這個詞並不是恰當的用語，因為字首 un- 否定了後面conscious這個字，這種否定與事實不符，潛意識並不是沒有意識，我們在睡眠時處於不同的意識狀態。當然會有某個意識不存在潛意識中，可是潛意識並不是沒有意識，這是根據白晝意識而來的單向分類，白晝意識讓我們覺得似乎有某種東西在潛意識裡，卻又無法具體理解，可是，我們為什麼那麼毫不懷疑地以白晝意識來認同自己呢？

自從深度心理學的普及以來，我們已經習慣把意識分成不同等級來看，包括意識、下意識和潛意識的心靈，事實上，把心靈分成「較高」和「較低」面向的方式並不是本然如此，而是相應於空間的象徵方式，認為天空和光是「上面」，而地面和黑暗則是「下面」，如果以圖形來表示這種意識觀，就會得到下圖。

圖中的圓圈代表意識，是包羅萬象、沒有極限而永恆的，所以圓周其實沒有任何界限，只是無所不包的象徵。可是，我們又從中分割出個人的我，產生主觀而有限的意識心靈，結果喪失了其餘部分，就是宇宙意識（榮格稱之為集體潛意識），我們不認識它、意識不到它。在個體的我和其餘的「意識之海」間的分界線並不是絕對的，而是有點像可以雙向通透的膜，這層膜相當於下意識，下意識不但包括從意識心靈滲透下來的內容（也就是「被遺忘的部分」），也包括不斷從潛意識滲出的內容，比如預兆、「大夢」、直覺、異象等等。

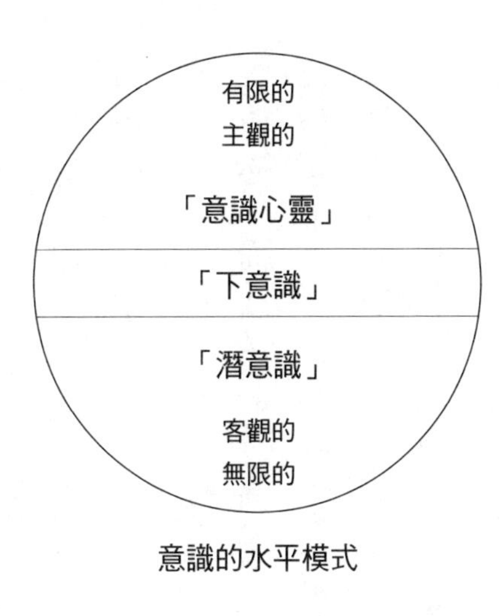

意識的水平模式

如果我們特別強烈地只認同自己意識心靈的部分，就會大幅抑制下意識這層膜的通透性，因為潛意識的內容會被認為是令人害怕而不能接受。較高的通透性可以導致某種「靈媒的作用」，可是要達到開悟的狀態或是「宇宙意識」，就必須完全超越界限，讓意識與潛意識合而為一。不過，這個步驟等於是消滅了「我」，因為「我」的自主性要依賴原有的區分。以基督徒的用語來描述這個步驟就是：我（意識的心靈）和我父（潛意識）合而為一。

從大腦看人類的意識

人類的意識在身體的表現就是大腦，人類特有的力量如分辨、判斷，都位於大腦皮質，難怪人類意識的對立性可以在大腦皮質的構造中找到相應的標記。一般人都知道，大腦皮質分成左右兩個半球，連接兩者的部位叫胼胝體（corpus callosum），在過去，醫學曾企圖以手術切開胼胝體，來切斷連接兩大腦半球的神經路徑，以治療某些症狀，比如癲癇或是極度的疼痛。

這種手術好像很激烈，乍看之下又似乎沒有重大的副作用，也是因此而發現兩側大腦半球代表兩個完全可以自足的腦，都能繼續獨立完成各自的工作。可是，以這種方法分開兩側大腦半球的病人，一旦接受較細膩的檢查，就會發現兩側大腦半球在特徵和功能上是截然不同的。當然了，大家都知道神經路徑是「交叉的」，右半邊身體是由左側大腦的神經所掌管，而左半邊的身體則受右側大腦掌管。如果上述病人被蒙上眼睛，請他用左手握住鏍絲起子，他將無法說出這個東西的名稱，也就是說，他不知道該用什麼字來稱呼自己接觸、感覺到的東西，卻能輕而易舉地正確使用這件東西。反之亦然，如果他用右手握住一件物品，他說得出名字，卻不知道如何使用它。

耳朵和眼睛也就像手一樣，各自連接到對側大腦。在另一個實驗中，一位胼肢體被切開的女病人，分別以右眼和左眼看各種幾何圖形，當裸體圖片投射到她的左側視野，而只有右腦感知到圖像時，病人會臉紅、傻笑，問她看到什麼時，卻回答：「什麼也沒有，只有一道閃光。」但仍繼續咯咯傻笑。所以右腦半球感知到一個影像時，即使無法以思想或文字來定義，仍然可以產生明確的反應。同樣的，如果只有左鼻孔聞到氣味，即使病人無法分辨是什麼氣味，也可以發出適當的反應。如果一個複合字如「足球」，在左側視野顯示前半的「足」，而在右側視野顯示後半的「球」，則病人只讀得出「球」這個字，因為右側大腦無法以語言的方式分析「足」這個字。

這類實驗最近經過更精確複雜的研究，到目前為止已經可以大致得到如下的結論：兩側大腦彼此的功能和能力，以及各區域的作用，都有清楚的分化，左側大腦半球可以稱為「語言」腦，因為它負責邏輯和語言的結構，負責閱讀和寫作，還可以透過分析，理性地將所有經驗分類，也就是說，它以電腦的方式思考，所以左腦也負責計數和計算，再者，我們的時間感也位於左腦。

所有雙極化的能力都在右腦：右腦不負責分析，它可以從整體的角度立刻掌握複雜的關係、型態和結構，所以右腦可以讓我們僅僅根據一部分就掌握完整性（所謂完形〔Gestalt〕）。我們因為有右腦而能形成並了解其實不存在的邏輯概念（更高層次的概念和抽象觀念）。我們在右腦中只找到根據聲音型態和聯想而有的最原始的語言形式，而沒有條理排列的語言。詩和精神分裂患者的語言最能表達右腦的語言。右腦也是類比的思想，以及我們處理象徵之所在。右腦負責精神世界的影像和夢境，而沒有左腦的時間感。

根據我們當前參與的活動是什麼，兩大腦中必然會有一個是占優勢的。所以，邏輯思考、閱讀、書寫和計算需要由左腦來控制，而當聽音樂、做夢、想像或冥想時，則是右腦占優勢。可是在任何時間中，大腦之一占優勢的時候，健康的人也可以持續處理不占優勢那側大腦的內容，因為生動的資訊交流會不斷穿過胼胝體到對側。兩側大腦截然不同的專門化，完全符合古老的祕傳教導，道家學說認為在完整的道中有兩個部分，分別稱為陽（男性原則）和陰（女性原則）。在煉金術傳統中，相同的兩極以太陽（男性特質）和月亮（女性特質）來象徵。換句話說，中國的陽就像太陽，是主動、正向、男性特質的象徵，也就是心理學用語中的白晝意識，而陰或月亮原則則包含負向、女性、接受的特質，也就是個體的潛意識。

這些對立的分類很容易就可以連結到科學研究的結果，左腦是陽、男性、主動、意識，相應於太陽的象徵，所以是個體的白晝面，會連接到主動而陽剛的右側身體。相反的，右腦則是陰、負向、女性，相應於月亮的特質，是個體夜間或潛意識的部分，會連接到左側的身體。為了便於參考，將這些有意義的名詞和概念列於下表。

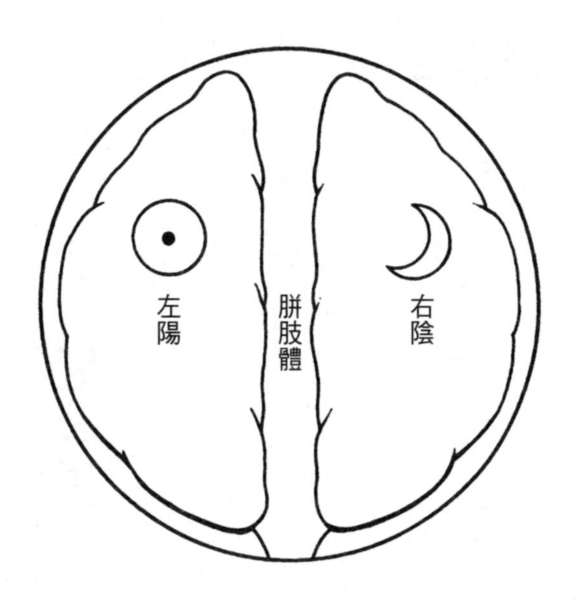

左腦	右腦
邏輯	圖形的識別
語言（語法、文法）	整體知覺
語言半球	空間感
閱讀	古老的語言形式
書寫	音樂
計算	味道
計數	型態
環境的分類	包羅萬有的世界觀
電腦式思考	類比思考
線性思考	象徵
根據時間	無時間性
分析	整體論
	邏輯概念
智力	直覺

☰	☷
陽	陰
正	負
太陽	月亮
男性	女性
白晝	夜間
意識	潛意識
生命	死亡
左腦	右腦
主動	被動
電力	磁力
酸	鹼
右側身體	左側身體
右手	左手

有些現代心理學派的思想已經開始把老舊、平面的佛洛伊德式意識模式，轉了九十度，以左右大腦半球分別取代「意識心靈」和「潛意識」，不過，更改名稱只改變了表面的形式，並沒有改變內容，就如下圖的比較所顯示的，水平和垂直的圖形都是古中國的太極符號，把代表整體或合一的圓圈再以黑白分為兩半，每一半裡面又包含相反極性的胚芽，以相反顏色的小點來代表。同樣的，我們的意識也把合一分為互補的兩極。

如果一個人只擁有一側的大腦半球，就可以看出「不完整」的人會是什麼樣子。現今所謂正常、科學的世界觀其實只是不完整的世界觀，因為只注重左腦，從

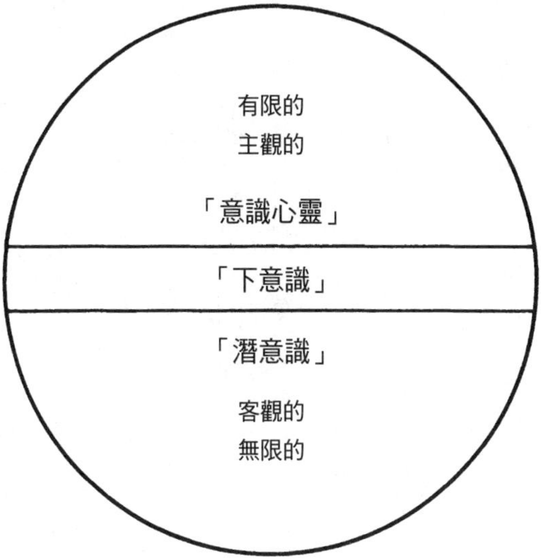

有限的
主觀的
「意識心靈」
「下意識」
「潛意識」
客觀的
無限的

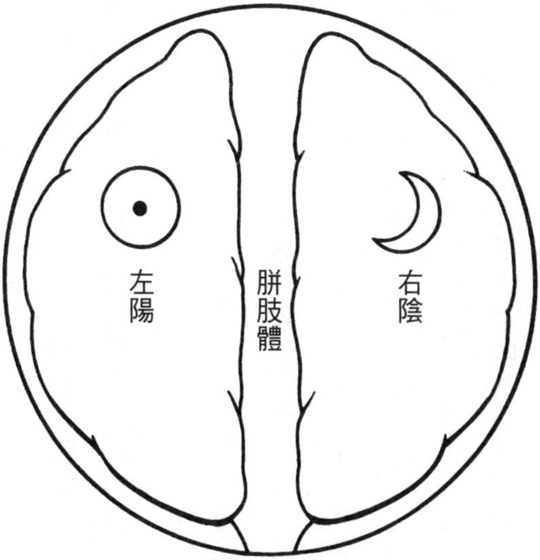

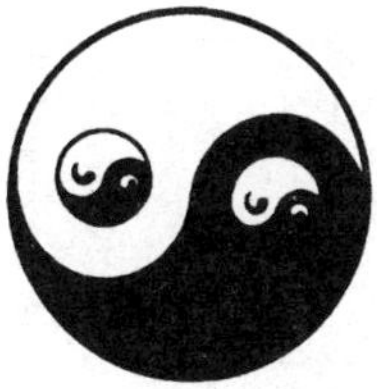

左陽
胼肢體
右陰

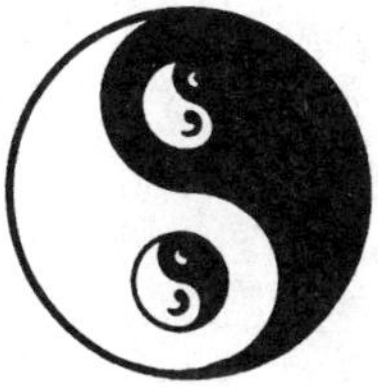

這種觀點來看，每一件事都必須是理性、合理、可以明確分析的，那就只有在時空範圍內的現象才有可能存在。可是這種世界觀只是真理的一半，因為只是半個意識的觀點，只來自左半的大腦，於是意識內容中所有非理性、荒謬、神祕、玄奧和幻想的內容就很容易被排除，以致於人類喪失以相反、互補的方式來看世界的能力。

從兩側大腦能力的研究中，科學家可以很快辨認並描述左腦的功能，卻對右腦缺乏邏輯的功能感到困惑，努力想找出其功能和用途，由此可以了解我們對這兩種互補觀點的評價是多麼不同。可是，人性本身會把很大的價值放在右側（或非理性）大腦上，比如面對生命受到威脅的情形下，優勢會自動從左腦轉換到右腦，因為光靠分析的步驟不足以應付危險的處境。在右腦負責的情形下，會以不受限制的方式來覺知，於是有機會冷靜而稱職地行動。事實上，大家久已熟悉的「一生如電影閃過」的現象，就是因為這種轉換才會發生的。在瀕臨死亡時，很多人會在一眨眼間回顧自己的一生，再度體驗到曾生活過的所有情境，這種現象是很好的例子，可以說明先前談到的右腦的「無時間性」。

從對立到合一

從我們的觀點來看，大腦半球理論的真正意義在於它可以幫助科學了解自己到目前為止的世界觀只是單側、部分的觀點，並透過右腦的研究，學習其他世界觀的價值和重要，同時還能從這個例子學到，對立律是整個自然律的核心。正因為科學完全無法以類比的方式（右腦模式）來思考，至今仍沒有踏出這一步。

同樣的例子再度提醒我們，對立律涉及人類意識把合一分割為對立的兩極，這兩極是彼此互補的，都需要對方才能存在。對立性使人無法同時考慮到整體的兩面，因此我們只能以一件事接著另一件事的方式來考慮，於是產生了「節奏」、「時間」和「空間」的現象。如果對立的意識想要以文字來簡化合一（完整），就只能靠矛盾的語言來幫忙了。對立性贈與我們的最佳禮物就是認識的能力，沒有對立就沒有這種能力。而對立意識的目標和需求就是克服其時間限制下的不完整性，並得到療癒，再度恢復完整。

所有療癒或啟蒙的道路都只是一條從對立走到合一的路，可是從對立走到合一的這一步是如此徹底的質變，實在是對立的意識難以想像的。每一個形而上的系統，不論是宗教或祕傳的學派，都只教導這個完全相同、從二元走到合一的道路。故此，**所有這些教導所必須遵循的，並不是改善世界，而是超越世界**。

這一點正是這些教導成為許多批評家與對手攻擊對象的原因，他們會指出世界上所有的需要與不公平，譴責形而上導向的教導在面對這些挑戰時，竟然違反社會的需要，只顧追隨者本身的自私救贖。批評者最喜歡的口號就是「逃避現實」和「缺乏社會參與」，可惜的是，他們在攻擊之前，並沒有花時間來完全了解這種教導，只是輕率地把自己的看法和一些誤解的觀念像大雜燴般地湊在一起，把產生的荒謬結論稱之為「批評」。

這種誤解由來已久，耶穌教導過一種從二元走到合一的方法，即使是他的門徒也不完全了解（除了約翰）。耶穌把對立稱為「世界」，把合一稱為「天國」或「我天父的家」，甚至相當單純地稱為「天父」。他強調他的國不在這世界上，並教導通往天父的路，可是所有他的言論在開始時都被解釋成具體、物質、與世界有關的國。約翰福音一章接一章地讓我們看見門徒的誤解：耶穌說他將在三天內重建聖殿，門徒以為他指的是耶路撒冷的聖殿，其實他指的是自己的身體；耶穌談到尼哥底母的靈重生，可是門徒卻認為他是指分娩；耶穌和井邊的婦人談生命之水，她想的卻是解渴的水。這些例子不勝枚舉，在在顯示耶穌和門徒的觀點完全不同，耶穌試圖把人的目光轉向合一的意義和重要，可是聽眾卻狂熱地傾向對立的世界。我們知道耶穌完全沒有勸人去改善世界或是把世界變成樂園，他所說的每一件事，都是鼓勵人冒險踏出走向救贖的那一步，他的救贖就是療癒和完整性。

超越世界的療癒旅程

開始這個旅程也會招來恐懼，因為它會帶我們走過痛苦和懼怕。只有自己承擔這個世界，才能克服這個世界，同樣的，只有自己承擔起苦難，才能去除苦難，因為世界和苦難是一體的。祕傳的教導並不是要我們逃避這個世界，而是教我們如何超越它。可是，「超越世界」只是「超越對立」的另一種說法，和放棄「我」是同樣的意思，因為只有在我們能停止區分「我」和其餘的存在時，才能達到完整。這條道路的真正目標是消滅「我」，讓自己融入整體，卻被描繪成自私的救贖，這實在是太諷刺了。再者，這些療癒之路的動機並不是希望一個「更好的世界」或是為了「在世界受苦而得到獎賞」（「人的鴉片」），而是了解我們所生活的物質世界只有從世界之外的參考點才能得到意義。

舉例以明言之：如果我們在一所毫無目標的學校就讀，也沒有任何畢業的形式，學生只是為了學習而學習，那學習本身就會變得沒有意義。學校和學習需要某種學校以外的參考點，謀職或擁有專業能力並不是逃避現實的教育或是「否定學校的教育」，相反的，只有在有這種目標時，學生才可能主動而有目標地學習。同樣的，只有我們的目標是超越現在的生活和世界時，我們的生活和世界才能得到意義。階梯的用途並不是讓人站在上面，而是要爬到上面的（同樣的，也是讓人下到底層的）。

許多人的生活會看起來毫無意義，就是因為喪失了這種形而上的參考點，結果只知道要進步，可是進步的目標只剩下一種：更多的進步，使原本的真理道路變成一趟旅遊罷了。

認識「療癒」的意義是什麼，才能理解什麼是疾病和療癒。療癒的意思必然代表更接近完整（也就是更接近合一），如果喪失這種識見，那我們尋找的療癒目標就會落在對立裡面，那嘗試的結果必然是失敗。如果我們採信到目前為止所談的合一本質，並相信只有透過對立面的結合才能達到合一，並把這項認識應用在大腦半球理論的範疇，很快就會明白超越對立的目標包括了最終讓兩側大腦輪流占優勢的計劃，換句話說，在大腦的層次也可以從「二選一」的需要變成「兩者同時」，而「一件事接著另一件事」的需要也能轉為「每一件事都同時發生」。

在這過程中，胼胝體的真正功能就變明顯了，它的通透性變得如此之高，以致於兩個大腦變成一個。**兩側大腦如果能同時作用，結果就相當於開悟在身體上的表現。**前面提到的橫向意識模式也是相同的過程：只有在主觀的意識心靈與客觀的潛意識合而為一時，才能達到完整。

關於從對立到合一這一步的完整覺察，其實曾以無數不同的形式一再地表現出來。我們已經提過中國道家哲學談到陰陽兩種普遍的力量，煉金術士也常談及「太陽與月亮的結合」或是「火與水的結合」，並以矛盾的敘述來傳達對立物結合的祕密，比如說：「固定的必須流動，流動的必須固定。」赫密斯（Hermes，希臘神話中眾神的使者）的節杖這個古老的象徵也說明同樣的律則：兩條蛇代表對立的力量，必須被節杖結合成一體。在印度哲學中，把人體中的兩條對立能量之流稱為 ida（女性）和 pingala（男性），盤旋如蛇形繞著中央的管道 shushumna，一旦瑜伽士順利引導盤旋的力量順著中央的管道上升，就會體驗到整體意識或是合一的意識。猶太教神祕主義者以生命樹的三根柱子代表相同的概念模式。而辯證哲學家則以「正」、「反」、「合」三個概念來描述。這些體系彼此並沒有因果關連（這裡只提了少數幾種體系），可是，它們都是唯一、核心、形而上律則的表現，不論是在物質或象徵的層面，這個律則一直透過這類體系表現出來。我們重視的並不是任何一個特殊的體系，只是強調必須了解對立律的一般說法，並了解對立律適用於形式世界的所有層面。

分裂的來源與解決方式

意識的對立性不斷使我們面對兩種可能的行動過程，並迫使我們做出決定（除非我們能有完全置之不理的決心）。總是會有兩種可能性，可是我們一次只能讓一種產生作用，結果每當我們行動時，就讓另一種可能性無法實現。我們不得不選擇，決定要留在家中還是要出門，不是工作就是懶惰，要懷孕或是避孕，追逐金錢或是棄若敝屣，射殺敵人或是留下活口。選擇的痛苦尾隨我們的每一個腳步，我們無法避免做選擇，因為「不行動」本身就是做出不要行動的決定，「不決定」也是決定了不要決定。既然我們不得不做出決定，至少希望能做出合理或正確的決定，為此，我們需要判斷的標準，一旦建立了這種標準，決定就變得非常簡單而直接：懷孕是為了確保能繁衍後代，射殺敵人是因為他們威脅到我們的子女，吃大量蔬菜是因為有益健康，拿食物給飢餓的人吃是因為這是合乎道德的做法。至少，從這個系統開始著手，可以做許多事，並讓我們的決定比較容易：我們所需要做的只是分辨什麼是好的、正確的。可是，我們據以做出決定的價值系統，會不斷受到那些在特殊問題上做出完全相反決定的人所質疑，他們根據自己的價值系統認為這些決定是正當的：因為人口已經太多而節育，因為敵人也是人而拒絕射殺他們，因為有益健康而吃大量肉類，讓飢餓的人餓死，因為那是他們的命運。顯然每個人都認為別人的標準是錯誤的，更令人惱怒的是並非每個人都以相同的標準來判斷什麼是好的、正確的，於是每個人都為自己的標準辯護，試圖說服別人也接受他們的價值觀。當然了，最終的目標是要勸服每個人都有相同的價值觀，如此世界才能變得良善、正確而完整，可惜每一個人都這麼想，於是展開誰才是正確的戰爭，因為每個人都只想做正確的事。什麼是錯誤的？什麼是良善的？什麼是邪惡的？太多人都宣稱自己知道答案，卻無法同意彼此的看法，所以我們必須再度做出決定，這回是決定要相信誰。這種情形足以使我們分裂。

能拯救我們脫離這種兩難處境的唯一方法，就是了解在對立的界限中並沒有絕對或客觀的良善或邪惡、正確或錯誤，每一種價值都是主觀的，根據的是同樣主觀的參考架構，每一種判斷都是根據觀察者的立場和個人的觀點，合乎這個觀點就是「正確的」。可是這個世界無法分為一方「絕對是」（所以是正確良善的）和另一方「絕對不是」（所以是要排斥、根除的）。對錯、善惡、神鬼間不相容的二元論無法使我們脫離對立，只會更深陷其中。

唯一的解決方式在於「第三種觀點」，就是把所有的選擇、所有可能性、所有對立物，都同時看成既「良善而正確」又「邪惡而錯誤」，因為它們都是整體的一部分，都有其存在的理由，少了它們，整體就不夠完全。這就是為什麼在考慮對立律時，我們這麼強調每一極的存在都需要另一極，事實上它無法靠自己而存在，就好像吸氣需要有呼氣，良善要依靠邪惡才能存在，和平要靠戰爭，健康要靠疾病。儘管如此，還是無法阻止人只想擁有一極，而盡其所能去排斥他人，而排斥宇宙中某一極的人，就是排斥全有，因為每一部分都包含了整體（pars pro toto），所以耶穌會說：「你做在我最小的兄弟身上，就是做在我身上了。」

這種想法在理論上很簡單，可是會面臨深植人心的抗拒，因為把人的生活方式顛倒過來是一條很難走的路。如果目標是在完全沒有差別待遇的情形下，包括所有對立物的合一，那只要在我們的意識中排除了任何一件事，或是使自己和任何事物切斷連繫，就沒有人是健康或完整的。任何人說「我絕對不會做那件事」，就是堅定地使自己無法完美和開悟。在宇宙中，沒有一件事的存在是沒有理由的，只是身為個體的人還無法肯定許多事的存在理由。事實上，所有人類的努力都只為了一個目的：**學習更清楚地看見各種關聯**（也就是我們說的更能覺察），**而不是改變事物**。畢竟，「除了自己看待事物的方式，並沒有任何事情是需要改變或改善的」。

投射的錯覺

人類長期以來卡在這樣的錯覺，以為透過其活動（做事），就可以改變、發展並改善世界。這種信念完全是出於把自己內在變化的過程投射到「外在」事物所產生的錯覺，例如，我們隔一段時間後讀同一本書，每次都根據自己當時的發展狀態，以全新的眼光看書的內容，如果我們不確定書的內容是固定不變的，就會草率地以為書的內容會改變。「演化」和「發展」這些用語的使用，也缺乏同樣的了解，每個人都想像演化是事件和行動的結果，卻沒有看見演化只是實現不變而潛在的型態。演化並沒有製造什麼新事物，只是使我們逐漸知道原本一直存在的事物。我們再以看一本書做比喻：書的內容和故事一直都在那裡，可是讀者只能一步一步地接受，結果讀書的過程是讀者一點一滴地了解書的內容，其實書的內容是幾百年來都一樣的。並不是閱讀才使書的內容得以存在，而是讀者在閱讀時一次接受一部分早已存在的型態。

世界並沒有改變，而是人在自己身上一個接一個地表現出不同層次和面向的世界。所謂智慧、完美和整體意識就是能看見、認識整體的存在是確實而完全平衡的。對觀察者而言，就能體認到存在的次序其實是以美好的次序組成存在。改變的錯覺是對立的結果造成的，對立會把「同時存在的每一件事」分割成「一件事接著另一件事」，從「同時共有」變成「二選一」。這就是東方哲學為什麼把對立的世界說成幻境（maya）的原因，並要求努力追求知識和自由的人，要把基本任務看成揭示形式世界的虛幻，真正了解形式世界其實是不存在的。可是，達到真正了解的這一步，必須在對立世界的背景中進行，在對立性阻止合一同時表現出自身時，也會在過程中自動呈現出每一極都需要靠相反的一極來平衡，這個原則稱為互補律。就好像呼氣必然會導致吸氣，清醒和睡眠會輪流出現，所以一極的表現必然會帶出另一極的表現。不論人類是否這麼做，互補律都顯示兩極間是一直保持平衡的。互補律顯示所有的改變都只是沒有改變。我們傾向於相信事物會隨著時間而大幅改變，這種信念會阻止我們看見時間只是顯現相同模式的重複。無可否認地，**形式會隨著時間改變，可是內容都是相同的**。

一旦我們學會不要讓目光被不斷改變的形式帶離正途，就能跳脫歷史的過程和自己的生命故事，就能了解所有被我們分類為整齊、接續發生的「盒子」，其實是一體的，擁有相同的基本模式。時間會把現實簡化成事件，可是一旦我們能移除時間的影響，就能理解形式背後的本質，是本質凝聚成事件。（這個觀念非常複雜，可能不容易了解，但這是「轉世治療」的基礎。）

無為之道

為了進一步了解，我們必須掌握兩極互相依賴的要點，無法廢除一極而只抓緊一極，而人大部分的活動都奉獻給這種不可能。我們堅持促進健康而與疾病奮戰，藉著廢除戰爭來維持和平，擊敗死亡而求活。令人驚訝的是，在幾千年前，無為的價值就已經把這個觀念深植人心，我們越努力嘗試單向地滋養一極，相反的一極就越會隱身起來祕密地生長，醫學本身就是很好的例證：我們越堅持為健康而努力，疾病就也越益增加。

如果我們想以新的角度來看這個問題，就需要學會透過雙極鏡來看事情。每當我們觀察時，就必須學習看相反的一極。我們內在的眼睛必須學習「擺動」，才能避開單向的錯覺，而達到真正的認識。即使語言使我們很難表達這種深度、擺動、雙極的觀點，可是深具智慧的文學作品長久以來所包含的文本，還是能以有效的語文方式來表達這些基本的律則。老子以文字簡潔洗鍊著稱，他在《道德經》第二章中這麼說：

任何人說「美麗」的同時，
也產生了醜陋。
任何人說「良善」的同時，
也產生了不善。
有不存在才有存在，
有簡單才有複雜，

有低才有高，
有輕聲才有大聲，
有無限才有限制，
有過去才有現在。

所以覺醒的人
以無為而為，
以無言而言，
在他裡面所有事，
都安頓於一。
他創造而不占有，
完美的生活，
不自稱成功。
由於他什麼都不要求，
所以永無損失。

（原文如下：天下皆知美之為美，斯惡已；皆知善之為善，斯不善已。故有無相生，難易相成，長短相形，高下相傾，音聲相和，前後相隨。是以聖人處無為之事，行不言之教。萬物作而不辭，生而不有，為而不恃，成功不居。夫惟不居，是以不去。）

3 陰影

所有創造存在你裡面，
每件存在你裡面的事也都
存在創造之內。並沒有界限
存在你和每一件身邊的物體之間，
就好像在你和每一件遙遠的事物之間
並沒有距離。所有事物，
最小的和最大的，最低的和
最高的，都同樣在你裡面呈現。
單一的原子包含所有世上的
元素。靈魂的個別活動
包含所有生命的律則。在一滴水中

可以發現無窮海洋的祕密。

你自己的個別表現包含了所有生命的表現。

——紀伯倫（Kahlil Gibran，一八八三—一九三一，黎巴嫩詩人、小說家、畫家）

陰影的產生

每當說「我」這個字時，我們真正指的是一種複雜的身分認同：「我是個男人，一個英國人，一個家庭中的父親，一個老師。我是個主動、有活力、有耐性、有能力的人，喜愛動物，和平主義者，愛喝茶的人，廚藝不精的人」等等。根據這些身分認同，我們會在不同時間決定在兩種可能中做出選擇，決定把一極整合到身分認同中，而排除另一極，於是「我是主動而有能力的人」這樣的身分認同就排除了「我是被動而懶惰的人」。在大部分情形下，每一種身分認同也暗示一種價值判斷：「人必須主動而有能力，被動而懶惰是不好的。」不論人如何以各種說法和理論來支持這種看法，都只是從主觀的觀點來判斷，並不具有任何實際的說服力。

換句話說，從客觀的觀點來看，這只是看待事物的一種方式，而且是非常武斷的。如果紅玫瑰大聲宣稱：「只有紅色的花瓣才是正確而美麗的，藍色花瓣是錯誤而危險的。」那我們會怎麼想呢？排斥任何既有的表現都是不認同的徵兆。（所以紫羅蘭並不排斥藍色的花瓣！）

每個根據決定而有的身分認同，都會遺漏掉一極。可是我們並不想擁有的所有事物、希望自己身上沒有的事物、不想活出來的情形、不願意納入自己身分認同的情形，都會形成我們的「陰影」。因為排斥所有可能性的一半，並不會使它們消失，只是把它們趕出意識心靈中關於「我」的認同罷了。

無可否認的，說「不」或可將某一極趕到視線之外，卻無法真的擺脫它。之後，被排斥的一極會住在我們意識的陰影中，就好像小孩想像把眼睛閉起來就能使自己不被看見一樣，成人也想像能藉此擺脫自己一半的內在實相，於是一極（例如，有能力）被允許占據意識的注意，而相反的一極（懶惰）卻必須留在黑暗中，無人能見。「看不見」很快就發展成「沒有」，並相信一極可以沒有另一極而存在。

我們所謂的「陰影」（這個詞最早是由榮格所提出的），就是所有這些被排斥的實相的總和，是人不能或不願看到，卻又存在自己裡面的部分，於是它們成了潛意識。陰影是我們最巨大的威脅，即使我們不知道或是不承認，陰影一直都在那裡，正是陰影使我們注意到所有努力和意圖最終都會轉向其相反面。我們把所有從陰影中冒出來的內容都投射為某種來自「外界」、來源不明的「邪惡」，因為我們害怕發現自己是所有邪惡的真正來源。每一件我們不想要或不認同的事都來自於自己的陰影，陰影是所有我們不想要之事物的總和。可是，拒絕處理這部分的實相、不肯面對真實的情形，反而使我們永遠無法達到自己的期望。越是排斥真實的部分，反而越逼使我們更強烈地投注於這些部分，這個過程是經由投射而發生的，一旦我們排斥並壓抑自己裡面既有的法則，就會在面對「外在」世界的相同法則時，再度在我們裡面不斷產生恐懼和排斥。

陰影的影響

為了了解上述各種關聯，我們必須再次提醒自己，所謂「法則」是指能以各式各樣具體形式來表現的存在原型。每一種具體的表現都是重要內在法則在形式上的表現。我們以乘法的法則為例，這個抽象的法則可以用許多不同形式來表達（3×4、8×7、49×348等等），可是每一種外在不同的形式表達都是同一種乘法法則的代表。進一步來說，我們需要想清楚，外在世界完全是根據內在世界相同的原型法則，共振律說我們只能接觸到與我們共振的東西，由此得到必然的結論：外在世界和內在世界是相同的。在煉金術哲學中關於「小宇宙＝大宇宙」的說法，就是表達這種內在與外在世界（人與宇宙）的相等。（本書第二部分會從另一個觀點來探討，再度處理這個範疇的問題，詳見第十二章。）

投射可以使我們把各式各樣法則的半數當成「外在」，只因為我們不願意接受它們是「在我裡面」的。我們一開始就說，「我」負責把整個存在分裂開來，「我」形成了外在的「你」。如果陰影包含所有我拒絕整合進來的法則，那就只好把陰影和「外在」合為一體，將兩者視為相同的。我們總是把自己的陰影體驗成「外在」的，原因很簡單，如果我們承認它在我們裡面，就不再是我們的陰影了。當我們開始拒絕這些從「外在」衝擊我們的法則時，就表示我們從前在內在層面也同樣激烈地拒絕過這些法則。我們積極地想把這些負面的經驗從世界連根拔除，可是，既然這是做不到的（從對立律就可以清楚得知），這種企圖就會轉成一種長期的投射，保證從今以後我們將用最強烈的方式關心那些已被我們拒絕的現實部分。

這個有點弔詭的律則是沒有人能逃避的：**我們最關心的是那些我們不想要的事**。在這過程中，由於我們與所排斥的東西過於親近，終將在血肉之軀中活出這些東西！請務必牢牢記住上述這一段話。任何人如果排斥任何法則，就必然會活出這個法則。正因為這個律則，小孩後來的行為正是自己最痛恨、父母表現出的行為，和平主義者最終成為激進份子，道德家消失，對健康狂熱的人得到重病。

沒有人可以忽視這個事實，就算是排斥和拒絕，最後反而會導致獻身與投入。同樣地，完全逃避現實的任何一面，其實都表示這個人有那一面的問題。對我們最有趣、最重要的經驗，正是我們當前排斥和逃避的，因為這些事是我們的意識所失去的，並使我們成為「不完整」。**「外在」那些能困擾我們的法則，正是我們「內在」無法整合的部分。**

看見陰影

至此，我們應該已經了解，並沒有什麼「外在」世界的現實對我們銘刻、鑄印，影響我們或使我們生病，事實是**「外在」世界的行動就像一面鏡子，我們所看到的都是我們自己，特別是我們的陰影，也就是原本無法向內看見的部分。**就好比我們看自己的身體時，只能看見一小部分，需要鏡子反映出許多原本看不見的部分（比如眼睛的顏色、臉、背部等等），同樣的，我們也無法完全看見自己的心靈，只有透過假想中的環境或「外在」世界的投射和反映，才能認出原本看不見的部分（陰影）。簡單地說，要有對立才能認識。

可是，只有在知道鏡中人是自己時，反映才會有用，否則就只是錯覺。如果你看到鏡中漂亮的黑眼珠，卻不知道那是自己的眼睛，你得到的只是錯覺而已，並不是認識。不能了解每一件自己感知、體驗到的事情其實都是自己的人，就會捲入欺騙和錯覺的網羅中。就算錯覺看起來是多麼真實（有些人還會說是顯而易見的），但別忘記，當我們做夢時，夢境看起來也是非常真實的。如果要發現夢其實是夢，必須先清醒過來，我們每天生活的大夢也是如此，如果想看透這只是錯覺，我們必須先清醒過來。

陰影使我們充滿恐懼，這也難怪，陰影包含所有我們想丟棄的真實部分，我們根本不想活出陰影，甚至不願意發現陰影存在自己的內心。陰影是我們相信最必須從世界排除的東西，如此世界才會變得美好而完整。可是，事實正好相反，**陰影擁有拯救並療癒世界所需要的每一件事。陰影使我們生病（不舒服），因為它正是健康所需要的東西。**

在聖杯傳奇中，討論的正是這件事。安福塔斯王生病了，被黑魔法師克林梭的矛所傷，或說是被異教的敵人，甚至是看不見的對手所傷。所有這些人物都是安福塔斯陰影的象徵——他看不見的對手。他的陰影使他受傷，靠他自己無法痊癒（變得完整），因為他不依靠自己來詢問受傷的真正原因。他如果處理的話，就會發現這個重要的問題就是邪惡的本質。因為他沒有準備好付出這種努力，所以傷無法痊癒。他等待某個勇敢的拯救者詢問療癒的問題，帕西法爾能勝任這項任務，因為他「深入其中」，深入善惡對立的中心，贏得詢問拯救和療癒問題的權利：「哪裡出了差錯？」對安福塔斯或是每一個病人，答案都是相同的：「你的陰影！」在我們自己個人的故事中，也只有在詢問邪惡的問題、探究自己的黑暗面時，才有療癒的力量。在流浪的過程中，帕西法爾勇敢地對付自己的陰影，並陷落到靈魂最黑暗的深處，甚至到咒罵神的地步。凡是不怕走入黑暗的人，最後都會成為帶來療癒的人，成為救星，故此，每一個想得到療癒並成為療癒者的神話英雄，都必須面對恐懼、惡龍、魔鬼，甚至地獄。

面對陰影，邁向健康

陰影使我們生病，可是面對陰影能使我們健康！這是了解疾病與療癒的關鍵。每一種症狀都是陰影的一部分在肉體現身，症狀表示我們不讓它表現出來，症狀活出了我們不願在意識層面接受的部分。透過身體的中介，症狀使我們再度完整。互補律保證完整性最終都會得到保存，如果我們拒絕活出意識內的法則，那個法則就會陷入身體裡，而成為症狀，我們因此被迫活出並表現自己拒絕的法則，這就是症狀使我們完整的方法：以身體來取代靈魂的匱乏。

至此，我們可以從全新的認識來探討「哪裡出了差錯？」、「我有這個或那個症狀」

的問答遊戲。症狀顯示完全的實相，就是病人到底缺乏什麼。因為症狀就是遺漏的法則，以可見的形式呈現在物質身體中。難怪我們這麼不喜歡自己的症狀，因為它逼使我們表達自己刻意不想活出的那些法則，這也就是為什麼我們會努力對抗症狀，以致於完全忽略症狀是我們療癒的機會。畢竟，正是透過我們的症狀，才能認識自己，並注意那些原本永遠無法發現存在自己裡面的心靈面向，也就是在陰影裡的部分。我們的身體是靈魂的鏡子，事實上，身體所顯示的靈魂，是靈魂自己永遠無法發現的部分。但如果我們不知道看到的是自己，就算是最好的鏡子，又有什麼用呢？本書的目的就是教導人人都需要的觀察方式，以透過症狀的媒介來發現真正的自我。

陰影會使我們不誠實，我們總是想像自己就是自己所認同的情形，或說是我們看自己的情形，這種自我評價的方式就是這裡所談的「不誠實」，這裡的意思是指對自己不誠實（並不是對別人說謊或欺騙）。和人強加於自己一生的不誠實比起來，所有世上的欺騙都是比較無害的。對自己誠實是我們所能面對的最艱難挑戰，這就是為什麼認識自己是自古以來探索真理最重要也最困難的任務。認識自己並不是發現「我」，而是發現「本質我」（self），因為本質我是無所不包的，而「我」卻透過分裂與界定，不斷阻止我們認識本質我的完整。另一方面，對於準備好對自己更誠實的人，疾病就會變成人生路途中的非凡助力，因為疾病能使我們誠實！在疾病的症狀中，我們清楚可見地活出每一件遠遠逃避、不願看見的事情。

大部分人對自己內心最深處的問題，會覺得很難自由開放地與人談論（假設他們知道問題是什麼），卻能把自己的症狀鉅細靡遺地告訴別人，而這正是最清楚、最準確的方法，可以讓別人了解自己。疾病使我們誠實，無情地揭露隱藏在深處許久的心靈。這種非自願的誠實可能也是人對病患感到同情和奉獻的基礎。誠實使人寬容，因為在疾病中，我們變得真實。疾病可以彌補我們所有的不平衡，把我們帶回中心點，在這一點上，許多過度膨脹的自我遊戲和權力活動剎時煙消雲散，各種錯覺一股腦被消除，而既有的生活常規突然受到質疑。我們可以在生病的人身上看見，誠實是美麗的。

在此做個總結。我們人類是小宇宙，反映出整個大宇宙、包含了所有存在意識中的法則。走在對立世界的路上，使我們不得不表現出潛藏在我們裡面的法則，藉此逐漸認識自己。可是，認識需要對立，對立又逼使我們不斷做出決定，每一個決定會把對立性分裂成被接受和被拒絕的兩極。被接受的部分會整合到意識之中，並以行為表現出來。而被拒絕的部分會被丟棄到陰影中，然後從「外在」強迫我們注意。疾病是這個通則具體而常見的表現，據此來看，陰影的各部分會以身體的形式表現，也就是被身體化為症狀。透過身體的媒介，每一個症狀會逼使我們表現出某種我們刻意選擇不要活出來的法則（儘管我們盡最大的努力往相反的方向走，也是一樣），而把我們帶回平衡。**症狀是我們意識缺乏之物的身體表現，症狀使我們誠實面對原本被壓抑的部分。**

4 善與惡

存於內心的光輝環繞所有世界，
所有生物，善與惡。這是
真正的合一，那麼，它怎麼能容忍
自己裡面同時有相反的善與惡呢？
事實上並沒有衝突，因為惡
正是善的寶座。

——巴爾．謝姆．托夫（Baal Shem Tov，意譯為美名大師，原名 Israel ben Eliezer，一七〇〇—一七六〇，波蘭猶太教領袖，哈西迪派創始人）

不管願意不願意，我們都被導向一個主題，這個主題不但是人類必須處理的問題中最困難的一個，也是特別容易引起誤解的問題。例如，如果從我們這裡所談的事中取出片斷的句子或段落，應用在其他完全不同的哲學背景，將是很危險的事。同樣的，根據各人的特殊經驗，光是對善與惡的深思，就會在那些容易讓情緒阻礙其理解力與分辨力的人身上，引起極深的恐懼。無論如何，不管有多少危險，我們還是打算把所有小心謹慎的念頭拋到九霄雲外，提出安福塔斯所逃避的問題，就是邪惡的本質。如果我們認為陰影的外顯工作就是疾病，那陰影的存在就要歸因於善惡、對錯之間的區別。

陰影包括我們認為邪惡的每一件事，也正是這個理由，陰影本身就必須是「邪惡的」，結果身為人類的我們不但認為理當如此，還在倫理和道德的立場上，徹底地認為必須與陰影奮戰，只要陰影現身，就將之消滅。雖然，我們是如此容易被錯誤的邏輯所迷惑，而沒有發現我們高貴的要求必然導致失敗，原因很簡單，邪惡是無法消滅的。故此，值得我們再花一點時間，從不同於平常的角度來探討善與惡的主題。

從對立律來看，就可以知道善與惡是一體的兩面，屬於相同的合一體，而且是互相依賴對方才得以存在的。善靠惡才得以存在，惡也要靠善才得以存在，任何刻意滋養善的人，也會不自覺地滋養了惡。乍看之下，上述的說法會使很多人感到害怕，卻又覺得不論在理論上或實務上，都很難駁斥這種結論的正確性。

《聖經》中的善惡觀

在西方文化中，一般人對善惡的看法大多取決於基督教的觀點，也就是基督教神學教義的觀點，即使是自認為不受任何宗教束縛的人也抱持相同的觀點。所以我們打算提到宗教的概念和典型，以期能對善與惡的意義有更佳的認識。我們無意暗示任何提出的理論或價值觀是來自聖經思想，只是因為神話故事和人物特別適合幫助人了解深奧的形而上問題，我們也不是出於介紹《聖經》故事的責任感才引用，這只是因為我們所接受的文化，自然會有的結果罷了。同時還有個附帶的好處：這種方式可以披露基督教神學對善惡的典型解釋，是在什麼特殊的地方產生誤解，而與其他世界宗教的完整觀點產生歧異。

從《聖經舊約》對所謂「伊甸園的墮落」的描述，就會看到豐富的資源，可以了解這個特殊問題。在第二次創造中，《聖經》談到第一個兩性合一的人亞當被安置在伊甸園裡面，亞當發現自己面對整個自然王國，最顯著的就是生命樹和善惡知識樹。要進一步了解這個神話故事，就必須注意亞當並不是男人，而是具有男女兩性的人，他是個完整的人類，那時還沒有受到對立性的支配，並沒有把各種事物分為相反的配對，他還是一個有完整創造的人，他的意識狀態可以用樂園的圖像來描繪。雖然亞當還住在完整意識的狀態中，對立的主題已經可以從兩棵樹而預見了。

在創造故事中，一直可以看到分裂的主題，因為在創造時的運作，就是靠分裂的過程，第一次創造時的內容完全是對立化的過程：光與暗、水與地、太陽與月亮等等，只有人類同時是「男與女」。可是，在故事的發展中，對立的主題越來越多，最後亞當想要把一部分拿「出來」，變成獨立的實體，這一步必然造成意識的喪失，在故事中用沉睡來象徵，然後神從亞當這個健康而完整的人取出一側，使之成為相當獨立的部分。

在希伯來原文中，被翻譯為「肋骨」的字是 tselah，意為「一側」，這個字和 tsel（陰影）有關。完整而健康的人被分裂開來，成為兩個正式可區別的部分，稱為「男人」和「女人」，不過，這種分裂並沒有直達人類意識的核心，因為這兩人還不知道彼此不同，仍然居住在完整的樂園裡。不過，正式的分開確實讓蛇有機會誘騙女人（人性中的接受面），相信吃了知識樹就會讓人有能力區分善與惡，也就是擁有分辨的力量。

蛇的許諾應驗了，人類察覺了對立，並能區分善與惡、男人與女人，至此，人喪失了其完整性（宇宙意識），接受了對立性（分辨的力量），必然會離開樂園（因為這是合一之園），而被丟進兩極對立的物質世界。

這是人類失寵墮落的故事，結果是從合一陷入對立。每個種族在不同時間中的神話都談到這個人類存在最核心的主題，並以類似的人物來表達。我們的罪包括將完整切開，罪（sin）和切斷（sunder）在字源學上是相關的。在希臘文中，可以更清楚地看見罪的真正意義：hamartama是「罪」，相關動詞hamartanein的意思則是「錯失目標或重點」、「沒有打中標靶」以及「犯罪」，所以「罪」在此的意思是沒有打中目標或重點，而「重點」正是合一的象徵，這是人類無法達到的目標，因為「點」的定義就是有位置卻沒有實體。對立的意識無法到達這個點，無法朝向獨一的完整，這就是罪的真正意義。「有罪」的意思就是「對立」，從這個角度來看，就比較容易了解基督教的「原罪」觀念。

罪的真相

我們背負著對立的意識：我們是有罪的，造成這個事實的原因並沒有什麼特殊的理由。不過，正是對立迫使我們在對立的世界中繼續前進，直到我們學會並整合每一件所需要的事，好能再度「完美，好像在天上的父一樣完美」。但是，對立之路必然會使我們成為有罪的人。「原罪」的觀念清楚顯示，罪與真正的行為無關，弄清楚這一點是至關重要的，因為長久以來，教會曲解罪的觀念，使人相信罪包括做錯事，並能藉行善與正確的舉止而避免罪。可是，罪並不只是對立的一極，而是對立本身。所以，罪是無法避免的，每一個人都是有罪的。

這個啟示也見於希臘悲劇中，希臘悲劇的主題是人類必須一直在兩種可能性中做出決定，而不論做了什麼決定，結局都是有罪的。從基督教歷史來看，正是在神學上誤解了命中註定的罪的真正本質，使信徒不斷嘗試不要犯罪，以避免惡，而導致壓抑那些被認為是錯的行為，以致於陰影蓬勃生長。

正是這種陰影造成宗教法庭迫害女巫，甚至集體屠殺的情形，而使基督教在那時成為最偏狹的宗教之一。我們拒絕活出的那一極，最終必然會自行表現出來：事實上，它通常會在最料想不到的時候，突然降臨最高貴的靈魂。

把「善」與「惡」分裂成對立面的情形，也導致基督教變得與其他宗教非常不同，而把神和魔鬼分別代表善與惡，造成兩者的對立。當魔鬼轉成神的對手時，神不知不覺就進入對立的世界，這意味著神喪失了療癒的力量。神是合一的，在祂裡面所有對立物都無法區分地結合起來，當然也包括了「善」與「惡」。相反地，魔鬼就是對立，是分裂之王，如耶穌說的「這世界的王」，所以魔鬼向來都是以分裂或二元的象徵來代表：兩角、雙蹄、叉子、兩點在上方的五角星等等。這些都是以象徵的方式說出對立的世界是屬於魔鬼的，也就是有罪的。既然沒有辦法改變它，所有偉大的宗師便都教導我們要丟棄世界。

我們在這一點上看到宗教和社會工作的明顯區別，真正的宗教從來就不試圖把世界改變成樂園，而是教導脫離世界、進入合一的方法。真正的哲學清楚知道，在對立的世界中，不可能單獨了解其中一極：在這個世界中，所有快樂都有相當的痛苦來平衡。由此看來，科學可以說是屬於魔鬼的，因為科學支持對立的發展，並鼓勵多樣性。人類能力的每一種實際應用都有某種魔鬼的性質，因為每一種應用都把能量用在對立的形成，而阻止走向合一。事實上，這就是耶穌在曠野受試探的重點，魔鬼勸誘耶穌把力量單單投注在無害、甚至有益的改變。

在這同時，必須牢牢記住，每當本書提到「屬於魔鬼」的事時，並不是指某種恐怖的鬼怪，而是要我們習慣「罪」、「過錯」、「魔鬼」這些用語以及其他相關的觀念，都只是指對立性。不論人類做什麼，最後都是犯錯或是有罪的。所以，重點是要學會與自己的過錯共存，才能對自己誠實。罪的救贖意指達到合一，無法達到合一的人，正是因為試圖逃避一半的真實。拯救之路如此困難，正是因為我們必須通過罪才能達到目標。

在福音書中，可以一再看見自古以來對罪的誤解。法利賽人支持典型的教會看法，認為能藉著遵守戒律和避免所有邪惡而得到拯救，耶穌卻說「你們中間誰是沒有罪的，誰就可以先拿石頭打他」（《約翰福音》第八章第七節），而揭露了他們與其觀點的真相。在登山寶訓中，耶穌提升了摩西的律法（律法同樣被字面的解釋扭曲了），他談到光是想法所帶來的後果就和實際做出來一樣嚴重（《馬太福音》第五至七章）。我們必須注意耶穌在登山寶訓中的詮釋並不是要使十誡更嚴格，而是要揭露依靠對立而逃避罪的錯覺。雖然如此，兩千年前的人就已經對真正的教導感到厭惡而惱怒，而想完全將之除掉。不論出自什麼人的口，真理總是令人不舒服的。「我」一直藉著錯覺來維持，而真理會克服所有錯覺。真理是無情而嚴厲的，並不適合感情用事的白日夢或道學的自我欺騙。

東方思想中的善與惡

在禪宗重要經文中有一段話：

〈參同契〉（譯按：石頭希遷禪師的文集，原文為「明暗各相對，比如前後步」。）

光明與黑暗
彼此對抗。
卻又彼此依賴
好像走路時
要踏出右腳

就需要踏出左腳一樣。

在《泉源真書》（*The True Book of the Welling Source*）中，我們可以讀到「戒善行」的規勸：「行善的人可能不是為了名聲而行善，可是名聲卻緊隨著他們。名聲本身並沒有什麼利益，利益卻緊隨其後，利益本身並不會引發衝突，衝突卻緊隨利益而生。所以有識之士應謹防行善。」（譯按：出處不可考，原文引述出自 **Yang Dschu**，可能是楊朱的音譯，唯楊朱本人並無著書傳世。）

我們必須行善避惡，這是被大家深信不疑的基本要求，身為本書的作者，當然知道對這種基本要求提出質疑，會面臨多麼大的挑戰。我們也知道，在這個主題的壓力下，會使人多麼恐懼，而克服這種恐懼最簡單的方法，就是牢牢抓住我們熟悉的規範。可是，我們還是覺得應該堅持探討這個主題，並從各種角度來檢視它。

我們並不想從任何特殊的宗教來推演出我們的各種論點，可是上文討論到基督教文化圈對罪的誤解，已經產生根深柢固的價值觀，我們與這種價值觀的密切連結，遠比我們所以為的還要強烈許多。從過去到現在，其他宗教在這個問題的處理上，也一直有困難（但在程度上可能不盡相同）。在印度教三位一體的神祇（梵天、濕婆和毗濕奴）中，濕婆扮演毀滅者的角色，代表與創造者梵天敵對的力量。這種象徵的代表使我們較容易了解不同力量間必要的相互影響。佛陀曾說過下述故事：一個年輕男子請求佛陀收他為弟子。佛陀問他：「你有沒有偷過東西？」年輕人回答：「從來沒有。」佛陀說：「那你就去偷，等你學會偷竊，再回來見我。」

在佛教禪宗最古老、可能也是最重要的經書《信心銘》（Shinjinmei）中說：「如果在我們心中還存有一絲對錯的觀念，那我們的心靈就會在混亂中毀壞。」（譯按：原文是「纔有是非，紛然失心。」）把兩極分裂成對立物的看法就是邪惡的，但這正是認識的必經之路。我們需要兩極的作用才得以認識，但不能讓自己陷在兩極互相對抗的原則上，而是把兩極間的張力當作能量和動力的來源，得以追尋走向合一的道路。人是有罪的，是有過錯的，但正是這種罪過能保證我們得到自由。

對我們來說，顯然最重要的是學會接受自己的罪，而不是讓自己被罪壓垮。罪的本質是形而上的，不是我們所做的事造成罪，而是罪必然會使我們做出決定並具體表現出可見的罪行，罪的自動本質使我們脫離犯罪的恐懼，恐懼會造成緊縮束縛，因而使人無法自我開放和擴展，而後者正是人所需要的。並不能藉努力行善而避免罪，這只會壓抑相關的另一極。想靠行善而逃避罪的企圖，只會造成不誠實的結果。

相反的，通往合一的道路所需要的並不是逃避或罔顧現實，而是要在每一件事中更加意識到對立性，不因人性中本然的衝突而對這條道路感到害怕。只有在這條路上，我們才能發展出融合內在對立的能力。我們需要的不是逃避，而是透過體驗得到救贖，所以需要不斷質疑自己陳腐的價值系統，認識邪惡的祕密就在於它其實根本就不存在。

我們已經說過，超越所有對立的就是稱為「上帝」或「光」的合一。太初有光，光就是包羅萬有的合一，在光以外毫無一物，否則光就不能稱為全有的一。直到進入對立時才出現黑暗，而黑暗只是要使光能被察覺，所以黑暗是對立的副產品，好使對立的意識能看見光。在這過程中，黑暗只是光或「光體」的僕人或輔助者，就好像早晨之子（Lucifer，明亮之星、早晨之子，是早期基督教著作中對撒旦在墮落之前的稱呼）的名字所提示的一樣。一旦對立消失，黑暗就也消失，因為黑暗無法獨自存在。光本已存在，黑暗則否，所以光明與黑暗兩種力量間的戰爭是過度吹噓的說法，那根本不是戰爭，因為結局眾所皆知。黑暗不能勝過光，而光卻可以立刻把黑暗轉變成光明，這就是為什麼黑暗總是要避開光，否則會顯露出黑暗根本就不存在。

我們可以在所熟悉的物質世界背景中追溯這個法則，因為「天上如何，在地上也是如何」。假設有一間充滿光的房間，外面則是一片黑暗，我們可以高興地打開門窗讓黑暗進來，因為黑暗無法使房間變暗，而光卻會使黑暗變亮，我們把這個比喻反過來看，有一個黑暗的房間，外面是一片光明，如果我們打開門窗，光會使黑暗變亮，讓房間充滿光。

惡是對立意識的副產品，就好像時間和空間一樣。惡使我們能感受到善，事實上，惡正是孕育光的所在。所以**惡並不是善的對立，對立本身才是惡，也就是罪**，因為二元世界沒有自己的範圍，無法獨自存在。惡只會導向絕望，由此產生新的開始，了解我們的拯救只在於合一。同樣的法則也適用於我們的意識，「意識」是指在意識之光中所有人類的特性和樣貌，因此才能被我們看見，陰影則是沒有被意識之光照亮的部分，即潛意識。可是黑暗面只在它們保持黑暗時才是邪惡而令人恐懼的，只要看見陰影的內容就會把光帶進黑暗，而足以使潛意識成為意識。

從「看見」到「愛」

在自我認識的道路上，「看見」是偉大神奇的準則。只是看見就能改變被看物的性質，因為看見會把光（意識）帶進黑暗之中。當我們發現事情很難了解時，一般太習慣於去改變它，**其實我們需要的只是觀看的能力**。最高的人類目標（不論是稱為「智慧」或「開悟」）包括的就是能觀看每一件事，並了解每一件事的存在都是合理的，這是真正的自我認識。只要還有任何困擾我們的事、任何我們覺得需要改變的事，就還沒有達到自我認識。

我們必須學習去看世界上每一件存在的事、每一件發生的事，而不讓自我太快地考慮是否贊同：我們必須學習以完全平靜的心來深思整個形形色色的幻境表現，這就是前文引述的禪語：「一絲善或惡的觀念都會使我們的心靈陷入混亂。」**每一個價值判斷都會使我們受制於形式世界，而導致「執著」**。只要我們還堅持這種執著，就無法從痛苦中得到解救，結果我們也就一直保持有罪、不完整、生病的狀態，我們也會一直堅持渴求一個更好的世界，不斷企圖改變世界。更有甚者，我們還會再度陷入古老的鏡中錯覺，相信是世界本身不完美，而完全不知道是我們的視覺不完美，以致於無法看到完整的圖像。

所以，我們必須學習在每一件事中認識自己，才能練習真正的平靜。平靜是在兩極之間找到中間點，然後從這一點凝視兩極不斷交錯的節奏。**平靜是允許我們看見現象而不加以評斷的唯一態度**，沒有任何激烈的反應，沒有正向或負向，不從任一方向來認同本質我。平靜並不是一般所說的「漠不關心」，漠不關心代表沒有興趣、缺乏承諾，被耶穌拿來指稱那些「不冷不熱」的人，這種人從來不冒險進入任何衝突，認為自己能以壓抑和逃避的方式來得到完整的世界。真正的尋求者會體認衝突是我們固有的本質，不害怕而自覺地承擔對立，以超越對立的視野，而得到完整的世界。這種尋求者知道自己早晚必須將「我」之中的對立面統合起來，即使知道自己因此有過失，也不害怕做出必要的決定，但會盡全力不讓自己深陷其中。

對立面永遠不會自動地統合起來：我們必須在行動中體驗它們，才能成為自己的東西。只有在我們成功地整合兩極時，才可能發現它們的中間點，進行使它們合一的任務。逃避現實和苦行生活是最不可能達到這個目標的方法，還不如有意識而無畏地勇敢面對生活的挑戰。這裡用到「有意識」這個詞，是因為只有意識才能使我們觀察到自己所做的每一件事，並保證我們不會在探索中失敗。**真正重要的**並不是我們做了什麼，而**是我們怎麼去做**。「善」與「惡」的價值判斷總是考量做了什麼，這裡的考量則換成怎麼去做，我們是否有意識地行動呢？本質我是否調和其中？我們在做時是否沒有涉及「我」？這些問題的答案會決定我們是以行動來束縛自己，或是使自己得到自由。

戒律、法令或道德都不能使我們達到完美的目標，服從法律雖然很好，但還不夠：要記得「魔鬼也會因為相信而戰慄」。只有在我們的意識還未完全成熟，尚未學習為自己負起完全的責任時，外在的戒律和禁令才會有用。告訴小孩不要玩火柴是適當的，可是等他們長大以後，再說就是多餘的了。一旦我們發現自己內在的法律，就能從所有其他法律中得到解脫。每一個人最重要的法律就是有責任探究並了解自己真正的核心（本質我），也就是成為與全有合一的人。

使對立面結合的基本工具就是愛，愛的原則就是自我開放，讓所有「在外」的都得以進入。愛會致力於結合：它尋求融合，而不是分裂。愛是結合對立面的關鍵，因為能把你變成我，把我變成你。愛是毫無保留、沒有條件的「同意」。愛尋求與整個宇宙的結合，只要我們還沒達到與宇宙的結合，就還沒有真正了解愛。仍有選擇的愛就不是真正的愛，因為選擇會造成分裂，而愛不會。愛就不會嫉妒，因為愛的目的並不是佔有，而是完全的給予。

神對人的愛象徵這種包羅萬有的愛，這讓人很難想像神只愛一部分人，更難以相信會有任何人因為神對別人的愛而感到嫉妒。合一的神並不區分善惡，所以神就是愛。太陽的光照在萬物上，並不會根據善行來分配光線。只有人才會覺得應該向人丟石頭，可是我們打中的正是自己。愛是沒有界限的，愛是不受限制的，愛有轉化的作用。愛邪惡，然後邪惡才能得到救贖。

5 疾病是人的本質

一位苦行者在山洞中打坐，忽然有一隻老鼠跑進來啃他的草鞋，苦行者惱怒地張開雙眼。

「你為什麼在我靜思的時候打擾我？」

老鼠吱吱地說：「我餓了。」

「走開，笨老鼠，」苦行者訓斥說：「我正在尋求與神合一，你怎麼能打擾我？」

老鼠問：「你連與我合一都不行，怎麼能與神合一呢？」

到目前為止，本書都在強調一個事實：我們並不是得到疾病，而是**我們本來就是疾病**。這正是我們的觀點和傳統醫學觀點最大的分野，醫學認為疾病是對「常態健康」的破壞，結果不只是想儘快趕走這種「干擾」，更以預防疾病為第一要務，直到完全消滅疾病為止。相反地，本書努力釐清的是，疾病並不只是自然的功能失調，而是促使我們演化的整個控制體系的一部分。人類不可能完全免於疾病，原因很簡單，在這種體系下，健康需要與其對立的相反面。

疾病表明我們是有罪的、有過錯的，或說是不健康的：這是墮落造成小宇宙的結果，這些詞語與懲罰無關，意思是只要我們還承受對立，就也承受罪、疾病和死亡，只要我們體認到這些事實，它們就不再有負面的意涵。只是我們拒絕承認它們，堅持判斷、抗拒它們，而使它們成為我們不共戴天的敵人。

每個人都生病了

我們生病是因為缺乏合一，什麼也不缺乏的「健康人」只存在醫學教科書裡，生活中並沒有這種人。有些人可能幾十年都沒有任何值得注意的特殊症狀，但他們仍然病了，而且是必死之軀。所謂「疾病」是指不完整、不安全、脆弱而必死。如果更仔細地觀察，就會驚訝地發現那些被認為「健康」的人，其實有許多苦惱。布勞提根（Brautigam）在《身心醫學教科書》（*Lehrbuch für psychoso matische Medizin*）中談到，當他們在一家企業訪談健康的員工時，仔細的詢問後發現，這些人身體和心理疾患的比例和醫院裡的病人幾乎差不多。在同一本書中，作者還列出下述根據溫特爾（E. Winter）在一九五九年所做調查而得的統計表：

二百名健康職員在訪談中發現的症狀比例

症狀	比例
容易生氣	四三．五%
胃不舒服	三七．五%
焦慮狀態	二六．五%
喉嚨常常發炎	二二．〇%
頭暈、頭昏	十七．五%
失眠	十七．五%
月經問題	十五．〇%
便秘	十四．五%
盜汗	十四．〇%
心口灼熱感、心悸	十三．〇%
頭痛	十三．〇%
皮膚疹	九．〇%

咽部有硬塊感　　　　五・五%
關節疼痛　　　　五・五%

海姆（Edgar Heim）在《疾病是危機，也是轉機》（*Krankheit als Kris und Chance*）一書中寫道：「成年人在一生的五十年中，平均每人會罹患一次危及生命的重病、二十次嚴重的病和大約二百次中等程度的病。」

我們應該擺脫可以避免或消滅疾病的錯覺，人類生來就是充滿衝突的，是有病的。我們一生的過程原本就會越來越容易受疾病影響，最終走向死亡。身體存在的最終目標只是要成為礦物罷了，大自然注定了生命的每一步都要帶我們接近這個目標。疾病和死亡破壞了我們猖獗的自大妄想，糾正我們任何的不平衡。

每個人的生活都是從「我」出發，而「我」總是渴望權力，每一個「我想要……」都是在表達這種權力的欲望。當「我」越來越膨脹，就會以新而崇高的偽裝強迫人為它服務。「我」活在固定的範圍內，結果會害怕奉獻、愛或任何趨向合一的做法。「我」做出決定，而表現出一極，並把陰影投射到「你」和環境上，而疾病藉著症狀補償這些偏頗，迫使我們回到中心點。「我」的傲慢使我們偏離幾步，疾病就會使我們以順從和無助退回幾步，所以我們**越有能力，越容易生病**。

任何「活得健康」的企圖只會製造更多疾病，身為作者的我們，深知這種看法目前還不受重視，畢竟醫學正汲汲營營於研發各種預防疾病的方法。可是，相反地，我們也看到「自然、健康生活」的需要正蓬勃興起。後者是盲目使用有毒物質以外的不同選擇，受到很大的歡迎，也很值得推廣，但這種做法並不比正統醫學更能對付疾病。兩者都是根據積極介入以預防疾病的觀點，也都認為人類基本上是健康的，能藉著某種方法來「避免疾病」。難怪大家比較能接受這種較有希望的說法，而較難接受本書振聾發聵的信息：**疾病是人的本質**。

疾病與健康相隨，就好像死亡與生命相隨一樣。這種話會令人感到不舒服，但至少每個人可以根據沒有偏見的觀察，來核對是否正確。我們的目的並不是把新觀念強加到任何人身上，只是想幫助已有準備的人能更加覺察，以全然陌生的角度彌補原本觀點的不足。打破錯覺絕不是件容易或愉快的事，但是必然能產生新而自由的變動。

聽疾病說話

生活本來就是一條錯覺不斷幻滅的道路，一個又一個錯覺從我們身上剝離，直到最後我們能擁有真理。所以準備好冒險和容忍的人，就會了解疾病、身體的虛弱和死亡是生命中重要而忠誠的同伴，不但最後不會以絕望告終，反而會顯示出它們是智慧而有益的朋友，一直幫助我們找到真理與療癒的道路。一般朋友很少能這麼誠實地對待我們、揭露我們在「我」之遊戲中的每一個動作，或是如此熱切地讓我們看見自己的陰影。事實上，如果有哪一個朋友真的敢這樣對待我們的話，恐怕會立刻被我們歸類為「敵人」，我們就是以這樣的態度來對待疾病。疾病太誠實了，所以得不到我們的愛。

虛榮使我們既盲目又脆弱，就好像穿新衣的國王其實只是在編織自己的錯覺一樣。可是我們的症狀是無法收買的，它會逼使我們誠實面對自己。症狀的出現顯示出我們的缺乏是什麼，顯示出我們拒絕接受什麼，顯示出仍隱身在陰影中尋找出路的是什麼，也顯示出我們已經失去了平衡。症狀或是始終如一、或是一再重現地緊跟著我們，告訴我們問題不會像一般所想的那樣快速而明確地得到解決。每當我們以為能透過個人的影響力改變世事時，疾病就會向我們指出自己的無能和渺小。牙痛、背痛、感冒或腹瀉就足以把耀武揚威的英雄變成一條可憐蟲，所以我們如此痛恨疾病。

所以全世界都準備投入龐大的努力來根除疾病。當然了，「我」會盡其所能誘騙我們以為上述的每一件事都只是瑣碎的枝節，而看不見各種努力的成果都只是使我們更陷入疾病之中。我們已經指出預防醫學或「健康的生活」都無法成功地避免疾病，還不如聽一聽智慧的古訓（要從字面意義來看）：「預防勝於治療」，「預防」（prevention）的意思就是「預先到達」（coming beforehand）：**在被疾病抓住之前，心甘情願地接受疾病**。

最終能使我們得到醫治的就是疾病，疾病是不完整開始轉向完整的轉折點。可是要實現這一點，我們必須放下自己的防衛，**學習傾聽疾病要告訴我們什麼**。身為病人，我們必須傾聽內在的本質我，並與症狀溝通，才能學會它們要說什麼。我們必須準備好斷然地質疑關於自己的觀點與假定，努力自覺地接受症狀以身體的形式所要教導我們的任何東西。換句話說，我們必須藉著補足意識所缺乏的任何東西，而使症狀成為多餘之物，因為**療癒來自於意識的擴展和成熟**。假如症狀是因為陰影的一部分在身體的表現，那療癒就是反向的過程：自覺到症狀背後的法則，於是能從物質的存在解脫出來。

6 尋找原因

我們向來有驚人的天賦，能把自己喬裝成哲學。

——赫曼．赫塞

即使讀到這裡，可能還有很多讀者仍然覺得不太了解，因為我們所說的似乎與科學知識對各種症狀的原因所做的解釋很不符合。沒錯，大多數人都準備好接受某些症狀的來源可能或多或少有心理因素，可是對於大部分原因顯然是出於身體因素的疾病，又該怎麼說呢？

此處我們要以人類平常思考的方式，來探討一個基本的問題。對大多數人來說，把各種現象以因果關係來解釋，已經成為第二天性了，所以會把各種事件以明確的因果關係排列起來，於是你會讀到這樣的話：因為我們寫了這本書，因為出版社出版這本書，因為書店賣這本書等等。因果的觀念如此明顯而令人信服，以致於大多數人認為這是了解任何事情的先決條件，結果我們四處搜尋，為所有現象尋找各種原因，不但希望看清各種現象之間的關係，還希望能主動介入因果的過程。為什麼物價攀升、失業增加、青少年犯罪率升高？地震的原因是什麼？為什麼有疾病……許許多多的疑問，大家都有志一同地努力找出事情的原因。

可是，因果概念並不像乍看之下那麼明顯而可信，甚至可以說（而且越來越多人這麼說），我們想要以因果來解釋每一件事的這種情形，在整個人類思想史中造成許多混淆，其後果直到現在才開始變得明顯。

四種因果模式

早從亞里斯多德開始，就把原因的模式區分成四種類別，分別是動力因（實際的原因或動機）、物質因（物質或物理的原因）、形式因（使之成形的力量）和終極因（或稱為目的因，指既定目標的作用）。

從蓋房子的典型例子可能很容易看出這四種原因類別的運作：首先要有蓋房子的意圖（終極因），然後是某種驅力或能量，好比投資或勞力（動力因），接下來需要設計圖（形式因），最後則是水泥、瓷磚、木頭等等項目（物質因）。少了這四種「原因」的任何一種，就不可能蓋好房子。

可是，由於內在的需要想建立某種更基本的「原因」，我們傾向於簡化這個四重的因果描述，於是有了兩種完全相反的觀點。一種觀點認為終極因是所有原因的原因，在上述例子中，想要蓋房子的意圖就是所有其他原因的基礎。換個方式來說，就是意圖（或目的）才是每一件事的真正原因。以本書來說，使我們寫這些話的原因是我們想出版一本書。

這種以目標導向來了解因果的方式，適時成為傳統人文學科的基礎，這正是與自然科學完全不同的地方，自然科學採納的是根據能量的概念模式（動力因），因為在觀察和描述自然律時，硬要說有什麼意圖或目的，就過於失之理論化了。假設有某種動力或驅力似乎比較合理，所以科學接受根據能量來解釋因果的方式。

直到現在，這兩種因果模式仍然是人文學和科學間的差異，甚至難以讓彼此了解對方。科學的因果觀在探究原因時，會追溯到過去，而目標導向的模式則把原因放在未來。後者的說法可能會使很多人感到困惑，畢竟，原因怎麼可能比結果晚發生呢？可是在日常生活中每個人都有這種觀念，我們會說：「我現在得走了，因為我的火車在一個小時後就要開走」，或是「我買了一個禮物，因為她下週過生日。」在這些例子中，未來的事件都在事先就產生了結果。

如果觀察日常生活中發生的事，很快就會了解有些事比較適合用過去的原因來解釋因果關係，而有些事則比較適合用未來導向的觀點。比如「我今天去購物，因為明天是星期天」和「花瓶掉落，因為她不小心碰到它」兩種說法，有時是兩種解釋都可以適用：比如夫妻吵架時，打破餐具的原因可能是一方把它摔到地上，或是一方想要激怒另一方。從這些例子可以明顯看出，從各自特殊的層面來看，兩種因果觀點都完全適用。根據動力的說法會從機械的方式來看因果關係，涉及的完全是物理層面；而目的導向的模式關心的是動機和目的，必然會歸因於心理層面，而不是物理層面。換句話說，兩者的衝突是下述對立面的特殊表現：

動力因—目的因

過去—未來

物質—精神

身體—心靈

至此，我們可以實際運用前面學過的對立性。從「二選一」的方式變成「兩者皆有」的觀點，我們看待這兩種取向的立場必然不是互相排斥，而是彼此互補的。（令人驚訝的是，我們並沒有從光既是波又是粒子的研究中學會這個觀念！）換句話說，**問題在於我們看事情的角度，而不在於對錯**。當一包煙從香煙販賣機掉出來時，可以把這個現象歸因於有人丟入銅板，也可以說是有人想抽煙。（這並不是在玩文字遊戲，如果沒有人想抽煙，就不會有香煙販賣機。）

兩種觀點都有其根據，而且並不互相排斥，可是單獨任何一個觀點都不夠完整，因為如果缺乏抽煙的目的，任何根據物理或動力的原因都不足以產生香煙販賣機，而光是有意圖或目標，也不足以產生任何東西。換句話說，我們再次看到，任一極都需要其相對的一極。

香煙販賣機的例子看起來很簡單，可是用來理解演化時，就會引起許多爭論，從過去一連串物理原因中，是否足以說明人類的存在，我們存在此處的事實是否完全出於天擇偶然的發展和難以預測的變化，才會從氫原子演化出人類的大腦？或是還要加上未來的意圖在我們身上的運作，而產生朝向既定目標的演化呢？

對科學家來說，第二種探討問題的方式實在「太過份又太理論化」了，可是對那些較傾向靈性的人而言，第一種原因就「太渺小又太沒想像力」了。可是只要從較小、較容易檢視的規模來看演化的發展，就會發現我們一直是同時面對兩種觀點的，如果不是先有飛翔的念頭，科技是無法產生飛機的。演化不只是偶然的抉擇和發展，還是潛在的永恆模式在物理和生物上的表現，物理過程從一方推進，最終的目標從另一方拉扯，而在中間產生了存在的各種現象。

穿透時間的幻影

接下來就要面對第二個問題，因果關係存在的先決條件是依據「先」與「後」的線性關係，線性關係又有其先決條件，就是時間，可是時間實際上是不存在的。時間是起於對立的意識，對立性迫使我們把合一分割為「一件事接著另一件事」，所以時間是我們

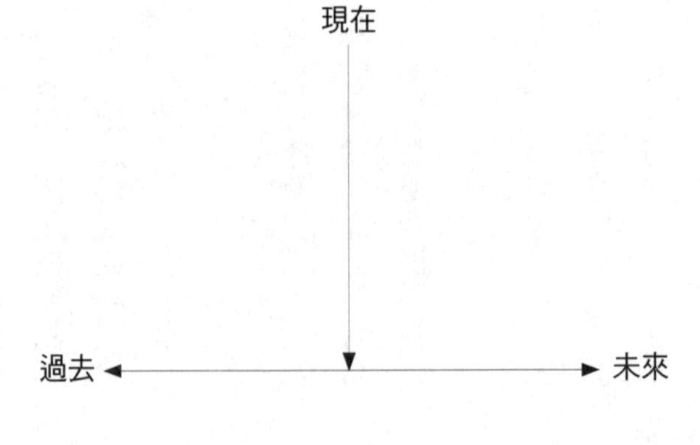

把意識投射到外在世界的產物。可是我們一直想像時間是與我們分開存在的，把時間假設成只朝一個方向前進的直線，認為時間會從過去流向未來，而忽略所謂現在就是過去與未來的交會點。

乍見之下，可能很難了解這些不同概念的關係，下述比喻或可說明。我們以一條直線（前頁圖）來代表時間的流動，一端朝向過去，另一端則是未來。

從黎曼幾何學來看，其實並沒有直線這種東西，因為空間的曲率會使所有無限延伸的直線，最終都成為圓圈，所以，每一條直線其實只是圓圈的一段弧線。如果把這個觀念應用到上圖的時間軸，就會發現被我們稱為「過去」和「未來」的兩個方向最後會相遇而形成一個圓形。（下圖）

換個方式來說，我們的生活是根據過去，而過

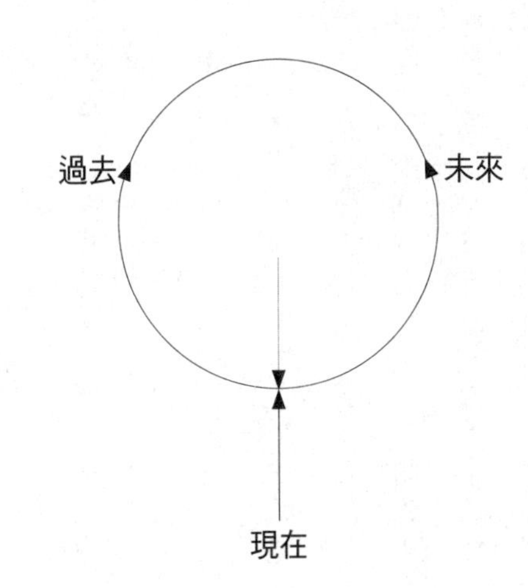

去又是由未來決定的。如果以這個模式來看因果關係的概念，原先問題的答案就很明顯了：因果關係是從兩個方向流向任何一個特定的點，就好像時間一樣。這種觀念聽起來可能很奇怪，但並不難從我們所熟悉的事實來了解，好比坐飛機環繞世界，儘管我們離出發點越來越遠，最後卻會回到出發點。

一九二〇年代，俄國神祕學家鄔斯賓斯基（P. D. Ouspensky）在觀想塔羅牌的第十四張牌（節制）時，談到這個時間的問題，他寫道：

有聲音說，天使的名字是時間。在它的前額有圓圈，這是永恆的記號，是生命的記號。在天使的手上有兩個罐子，一個是金罐，一個是銀罐，一個罐子是過去，另一個罐子是未來，兩個罐子之間的彩虹之流是現在，你可以看到彩虹流向兩個方向，這種時間的觀點是人類無法理解的。一般人認為每件事都持續地流往一個方向，卻沒有看見每件事最終都會相遇，一個從過去，另一個從未來，而時間是往不同方向轉動的許多圓圈。抓住這個祕密，學會區分現在的彩虹之流中相反的流動。

赫曼．赫塞也在著作中不斷提到這個時間的主題，他讓克萊恩在垂死時說：「我現在了解時間並不存在，這是多麼美好的事。原來人與自己所渴望的事是被時間分隔開來的。」在《流浪者之歌》（*Siddhartha*，或譯為《悉達多求道記》）的故事中，赫塞也多次說到時間並不存在的主題：

悉達多問：「你也從河流學到時間並不存在的祕密嗎？」

維蘇德瓦臉上洋溢著笑容說：「是的，正如你說的，河流是同時存在每一處的，同時在它的源頭和河口，在瀑布，在碼頭，在漩渦中，在大海裡，也在高山上，同時存在每一個地方。對河流來說，只有現在，沒有過去的影子，也沒有未來的影子。」

悉達多說：「正是這樣。當我知道這個時，我發現自己的生活也是一條河。身為男孩的悉達多與身為男人的悉達多，還有老年的悉達多之間，相隔的只是影子罷了，並沒有什麼真實的區別。就是悉達多的前世也不是過去的事，而悉達多的死亡和回歸梵天也不是未來的事。過去是虛無，未來也是虛無：每一件事本來就存在，每一件事都是當下的。」

超越因果關係的限制

我們會逐漸了解，在我們的意識之外，不但時間不存在，線性關係也不存在，我們對因果關係模式的概念必然會完全粉碎。顯然因果關係只是人類思想的一種特定方式，或是如休謨（David Hume，一七一一—一七七六，英國哲學家、經濟學家、歷史學家）所說的「一種靈魂的需要」。雖然沒有理由不從因果關係來看世界，但也沒有理由一定要從因果關係來詮釋世界。重點不在於對或錯，而在於合適或不合適。

從這個觀點來看，就可以明瞭我們所習慣的因果取向，在很多情形下都是不合適的。沒錯，無論在什麼情況下，在日常生活的層次上，我們需要處理現實中許多較小的部分，這些部分可以直接觀察而得，用我們所熟悉的觀念來處理就綽綽有餘，可是，在遇到範圍更廣的問題時，或是有更大概念的需要時，因果的方式只能得到沒有意義的結論，無法產生真正的認識。特別是因果關係對所有疑問都有僵化的限制，畢竟，從因果關係的觀點來看事情，每一種表現最終都有一個原因，必然會試圖找出原因的原因，這種過程或許能找出原因的原因的原因……，但卻永遠無法得到最後的結論，無法得到所有原因的終極原因，結果我們或是必須在某個純屬武斷的地方停止提出更多的問題，或是結束在一個無法回答的問題，好比先有雞還是先有蛋的問題。

所以我們需要先釐清一點，就是因果關係的概念在日常生活的層次可能是實用的工具，但在科學、哲學和形上學關係的掌握上，完全是不夠也不實用的工具。因果關係是錯誤的信念，因為它是根據線性關係和時間而來的觀念。可是，如果因果關係是看待事情的一種可能方式（雖然不夠完整），那應用在日常生活的背景中就是完全合理的。

偏偏，因果關係的觀點在今天占了主導的地位，甚至認為是可以經由實驗證明的，這是我們急於反對的錯誤觀念。身為人類，我們唯一能觀察到的關係就是「每當……然後」的形式，可是所有這些觀察都告訴我們，兩個特定的現象常常同時發生，而兩者間存在某種關係，當我們堅持以因果關係來解釋這些觀察時，只不過是表達對事情特殊的哲學觀，與原有的測量或觀察並沒有關聯。這種固著於以因果關係來解釋事情的情形，其實只會限制我們整體的世界觀，以及我們了解世界的能力（這種能力原本可以達到驚人的程度）。

在科學界最早看穿並高度懷疑因果世界觀的，就是量子物理學，就如海森堡（Werner Heisenberg，一九〇一－一九七六，德國物理學家，創立量子力學，一九三二年獲諾貝爾物理學獎）所說的：

在非常小的時空層面，也就是在基本粒子那麼小的層面，空間和時間以一種奇怪的方式變得模糊難辨，在這麼小的時間距離中，根本無法定義「之前」和「之後」的概念。一般說來，在實際的時空結構中當然沒有發生什麼改變，可是我們需要體認到這種可能性，就是在實驗中看到極小時空層次中所進行的事，顯示某些過程的發生和因果關係的次序是相反的。

海森堡清楚而小心地述說他的發現，身為物理學家，他把自己的敘述侷限在他的觀察，可是這些觀察與世界偉大聖哲的教導完全吻合。我們對基本粒子的觀察也發生在世界的範疇，只是世界被我們熟悉的時空觀念所限制：我們一直在「創造劇場」之中，就如海森堡所說的，在此的時間和空間是模糊難辨的。在較大、較粗糙的物質結構中，確實比較容易區分「之前」和「之後」。可是，如果我們反向行進，就會發現時間和空間、之前和之後間的明顯區別開始消褪，直到完全消失，而我們也達到只有合一和不分彼此的境界，在那裡既沒有時間，也沒有空間，這是永遠由「此時此地」掌管的地方，包含了一切事物，卻又稱為「空無」。時間和空間是兩個座標線，決定了世界的對立性，這是錯覺的世界，是所謂幻境。看透時間和空間並不存在，是達到真正合一的先決條件。

以類比關係認識整體

在對立的世界中，因果關係只是我們的意識解釋事件的可能方法之一：這是左腦的思維方式。我們已經指出科學的世界觀是屬於左腦的，難怪科學家這麼強調因果關係。可是右腦不懂因果關係，它是以類比來思考，這是第二種看事情的方式，剛好和因果關係相反。這無關對錯、好壞，只是代表偏向一隅的因果關係所需要的互補。因果和類比兩者都是需要的，由此才能產生解釋對立世界時所需要的座標系統。

就好像因果關係使我們知道平行的關係，類比則能捕捉到所有表現層面背後的垂直原則。類比並不需要有任何順序的作用，而是全神貫注於整體形式範疇的一般內容。如果因果關係看到時間的「之前」和「之後」，類比就是根據同步性──「每當……的時候」。如果因果關係導致更大的分化，類比就是把分歧的現象聚合成單一、包羅萬有的型態。

科學無法以類比來思考，只好一直在各個範疇不斷進行研究，卻無法以類比的方式，找出普世通用的抽象通則，比如科學可以在電學、原子層面、酸鹼關係、大腦半球，以及成千上萬的領域中探索對立性，可是每一種研究都是各自孤立，與其他應用脫節的。相反的，類比會把整個觀點轉九十度，以彼此類比的關係來看各種不同的形式，而發現所有事物中單一、根本的原則。以這種方式，就會發現正電極、左大腦半球、酸性、太陽、火的現象和中國的陽，雖然彼此之間沒有因果關聯，卻有某種共通的性質，這種經由類比而產生的相近關係是出自上列事物共有的根本原則，在這個例子中，可以稱之為陽性或主動的原則。

這種看待事物的方式，會把世界看成由許多原型的部分所組成，然後觀察原型產生的各種型態，透過類比可以在所有表現的層面中發現這些型態：在上如同在下。這種認識的模式是需要學習的，就好像因果的取向一樣，但是前者會不斷對世界展現全新的觀點，顯示出隱藏在因果背後的模式與關係。**因果關係的優點在於其功能性，而類比的優點則是揭開內在的相似關係**。左腦藉著因果關係，能把各種事情拆解開來加以分析，卻無法從整體來了解事情；相反的，右腦必須放棄任何控制世事的想法，卻有完整的眼光，能看到整體，所以能有智慧的行動，這種智慧超越所有的目的和邏輯，就如老子所說的：

能被述說的智慧
就不是永恆的智慧。
能被命名的名稱
就不是長存的名稱。
無名是天地之始。
有名是萬物之母。
所以無名之道

引導我們看見奧祕；
有名之道
使我們看見明確之事。
兩者的來源是一，
差別只在於名稱。
將之視為合一，就是所謂祕密。
祕密中的祕密
是所有奧祕之門。

（老子《道德經》第一章，原文如下：道可道，非常道；名可名，非常名。無，名天地之始；有，名萬物之母。故常無，欲以觀其妙，常有，欲以觀其微。此兩者，同出而異名，同謂之玄。玄之又玄，眾妙之門。）

7 深入探究的技巧

所有生命包含的不過是物化的問題，而這些問題中已擁有答案的種子：答案正孕育在問題之中。只有愚人才看不見這些。

——古斯塔夫・梅林克（Gustav Meyrinck，一八六八—一九三二，奧地利作家，作品：《傻瓜》〔Golem〕）

本書第二篇會力圖解開常見症狀的意義，在進入第二部分之前，我們想先談談深入探究的技巧：「它背後的意義是什麼？」我們並不是要提供一本詮釋之書，僅僅讓讀者對症狀的意義表示同意或反對，我們想要傳達的是一種觀察和思考的特殊方式，好讓有興趣的讀者能以完全不同的觀點來看自己和別人的疾病。

故此，必須先學會某些前提和技巧，大多數人都還不熟悉如何處理類比和象徵，第二部分的具體範例就是從這種角度來提供的，這些例子是設計讓讀者以這種方法來發展觀察和思考的能力。只有發展詮釋的能力，才能有真正的收穫，因為現成的詮釋只能提供一個架構，並不能準確地適用於個別的情形。夢的詮釋也是如此：詮釋夢的書只是讓人學習如何詮釋，並不能用來查明個人特有的夢。

基於這個理由，第二部分會儘可能談到各種身體和器官的狀況，提供讀者必要的基本材料，以處理自己的實際症狀，但不提供鉅細靡遺的解釋。鑑於我們的目的是解釋一般的哲學背景，本章將闡明詮釋症狀時最重要的考量和規則。這本書是一種工具，讓那些有心投入的人能藉著自己的練習，對症狀的真正意義進行深入探究。

醫學中的因果關係

因果關係對本書的主題非常重要，不論是正統醫學，或是自然療法、心理學和社會學，都一直競相研究疾病—症狀的「真正」原因，並想藉著排除這些原因而得到療癒，於是，有些人在細菌和環境污染中找原因，有些人在早期童年的創傷事件、教養的方法或工作情況中找原因。從空氣中的鉛含量到社會本身，每件事、每個人都可能被貼上致病原因的標籤。

相反的，身為本書作者的我們，認為探究致病原因是當前醫學和心理學最大的死胡同。沒錯，只要大家去尋找原因，就會找出原因，可是對因果關係的執著，會妨礙人看見所找到的原因只是自己期望的產物罷了。事實上，所有所謂的「根本原因」都只是各種原因中的一種，因果觀念只能進行到某種程度，因為原因的尋求總是必須中斷在某個武斷的地方，於是感染的原因能追溯到一種特別的細菌；可是問題又來了，為什麼細菌只造成這個人感染呢？當然了，原因在於這個人的免疫力較差；但這又引起進一步的問題，這個人的免疫力比較差的原因是什麼呢？這種遊戲可以永遠進行下去，即使把原因追溯到宇宙大霹靂，還是可以問大霹靂的原因是什麼……

實際上，大家會在某個武斷的地方停下來，並把這個點當成每件事的起點，躲在一些術語的保護傘下，其實這些術語根本就沒有什麼意義，好比「抵抗力不足」、「遺傳因素」、「體質的虛弱」或其他類似的說法。可是我們怎麼可以把某個環節提升為「基本原因」呢？談論原因或「病因的治療」根本就是自欺欺人，因為因果關係根本不可能找出任何終極原因。

如果根據我們在一開始就談到的因果對立觀點來看，就會比較接近問題的核心。從這個觀點來看，疾病是同時由過去和未來這兩個方向所決定的，據此，最終的結局（目的因）會要求一種特殊的症狀型態，而因果關係起作用的部分（動力因）會提供物質和身體的工具，以實現最終的圖像。以這種方式看事情，就能看到疾病的另一面：疾病的意圖與整個過程的意義（這一面完全被一般的片面取向所忽視）。就像寫下來的文句並不只是由紙張、墨水、印刷機、鉛字等等所決定的，而是由最終的意圖想傳遞什麼訊息所決定的。

如果把所有事都簡化成只是物理的過程（特別是過去條件的影響），就意味著每件事都不再那麼真實而重要了。每一種現象都有形式和內容，這兩部分形成的整體大於兩者相加的總合。每一種現象都是由過去和未來共同決定的，疾病也不例外，每一個症狀的背後都有其目的（內容），只是以任何可用的可能性，以實際的形式表現內容，所以疾病可以把任何原因當成它的「病因」。

從這個事實來看，既有的醫學做法到目前為止是失敗的。醫學自認能藉著消除病因而解決疾病，卻沒有發現疾病十分靈活，可以找出新的「病因」而繼續存在。這個觀念非常簡單：比如有人決定蓋房子，並不會因為別人把磚頭全部拿走而不蓋房子，他可以用木頭取代。當然了，為了不讓他蓋房子，可以把所有建築材料全部拿走。但我們不能這樣對待疾病，因為若要確保疾病沒有「病因」可用，就必須把病人的身體全部拿走……

我們已經指出，疾病有其意圖和目的，整體而言就是為了得到療癒，也就是要成為完整或合一。如果把疾病區分成各式各樣的症狀（這些症狀是疾病的表現、是達到目標的步驟），就可以藉著探究各個症狀的意圖和訊息，得知個人所需要的下一步是什麼。必須對每一個症狀提出這種詢問，不要被功能的原因輕易搪塞過去，我們總是找得到功能上的原因，同樣的，我們也必然能找到內在的意義。

我們的方式和傳統身心醫學的第一項區別就是拒絕選擇症狀，我們相信每一個症狀都是有意義的，毫無例外。第二個區別則是我們拒絕接受因果關係的模式，這是傳統身心醫學的特有模式，是以過去為導向的模式。以我們的思考方式來看，不論是把任何問題的原因歸於細菌或是母親照顧不良，都是無關緊要的。身心醫學的方式並沒有擺脫單極的因果模式所造成的基本缺點。我們對過去的原因完全不感興趣，因為這些原因太多了，每個都同樣重要，也同樣不重要。我們的取向可以說是「終極的因果關係」，或是更好的說法：沒有時間性的類比概念。

詮釋症狀的規則

身為人類，我們是完全不依賴時間的「存在狀態」，我們需要在時間的過程中來了解並自覺這種存在狀態。我們最深處的部分叫做「本質我」（self），本質我是終極完整的象徵，人類一生的道路就是走向這個本質我的道路。我們需要「時間」來發現這個完整，可是完整是從開始就存在的。時間的錯覺就在其中：我們需要時間來發現自己原木是什麼。（如果不理解的話，讀者可以回顧之前的相關比喻：小說的整個內容一開始就存在，可是讀者需要時間來發展完整的情節，但情節事實上在一開始就已存在。）這個過程稱為「演化」，演化是意識對早已存在（所以沒有時間性）的型態的真實了解。可是，在自我認識的路上，會不斷產生困難和錯誤，換個方式來說，就是無法或不願看到這個型態的某些部分，我們把這些意識不到的部分稱為「陰影」。透過我們的疾病和症狀，陰影能顯示其存在而實現自己。時間概念或過去的概念都無法掌握任何特定症狀的意義，從過去尋找原因只會分散我們的注意力，而忽略真正的訊息，因為過去的原因會促使我們放棄對自己的責任，把一切過失投射到假想的「原因」上。

如果我們仔細去看症狀的意義，答案就會向我們揭露自己本質中的某個特殊部分，如果我們探索過去的生活，也會發現同樣自我型態的各種表現形式，這個事實不能當成我們草率地把某些一連串的原因和結果拼湊起來的藉口，而是單一問題在不同時間的平行表現。所以，一個小孩需要父母、手足和老師來顯示本身的問題，成人也需要同伴、子女和同事。並不是外在環境使我們生病，而是我們自己利用每一個機會，讓這些環境為我們的疾病效力。使環境變成先決條件的就是病人本身。

病人既是加害者，也是受害者，不斷因著自己的潛意識而受苦。這個結論並不是一種價值判斷（畢竟，只有開悟的覺者才沒有陰影），而是為了使我們不惑於自己是環境受害者的妄想，因為這種想法只會剝奪任何改變的可能性。造成疾病的不是細菌，也不是地球的輻射線：我們只是以之為工具來表現我們的疾病。（同樣的觀察在其他層面可能會更明顯，例如，並不是顏料或畫布產生畫作，我們只是以之為工具來實現畫作。）

綜上所述，就可以說明第一條詮釋症狀的重要規則。

規則一：詮釋症狀時，要忽略在功能層面的所有明顯的因果關係。我們一向找得到這些因果關係，也沒有人要否定它們的存在，可是它們不能取代症狀的詮釋。不論是生理、形態、化學、神經或其他連鎖效應引發症狀的產生，都不足以合理的詮釋症狀。要認識真正的內容，唯一重要的就是**發現事情的存在以及了解如何存在**，而不是問為什麼存在。

症狀學的時間性

我們在詢問時雖然對過去毫無興趣，但是症狀出現的時間架構卻饒富興味而能予人有所啟發，症狀出現的特殊時間點能提供重要的資訊，了解症狀表現的是什麼範疇的問題。從症狀出現時所發生的每一件事，可以看出症狀的背景，所以需要仔細考慮。

這裡談的不只是外在的事件，也要特別注意內在的歷程。在症狀出現時，我們有什麼想法、主題和幻想？那時我們有什麼情緒？我們是不是得到什麼消息，或是生活有什麼改變？那些我們平常以為無意義而不重要的事情，正是真正有意義的事，因為症狀本身是某些被壓抑之事的表現，所有與之相關的事件都受到壓抑，所以它們的重要性就被忽視了。

一般說來，重要的並不是生活中的大事，因為總的來說，我們的意識層面已足以好好適應這些大事。而是生活中一些微小、不重要的事情會觸發被壓抑的問題。急性症狀如感冒、噁心、腹瀉、胃灼熱感、頭痛、外傷等等，會在某些非常準確的時間冒出來，在這些情形下，很值得問問自己在那特別的時刻正在做什麼、思考什麼或幻想什麼。在試圖建立這些不同的關聯時，要特別注意內心自發的第一個念頭，不要因為不合理而太快剔除。

這種做法需要大量的練習，也需要對自己非常誠實，或者說要對自己抱持懷疑的態度。任何過快認為自己已經了解自己，而驟下判斷，認為什麼是「適合」、什麼是「不適合」的人，就不可能長久追隨這條認識本質我的道路。相反的，只有那些認為阿狗、阿貓都比他還了解自己的人，才是走在正確道路的人。

規則二：找出每一個症狀出現的準確時間點，查明症狀的時間架構中的生活情況、想法、幻想、夢境、事件和不同於平常的事情。

症狀的類比和象徵

我們現在要談詮釋的核心技巧，這一點實在很難用文字來解釋或是教導別人。首先，必須與語言發展親密的關係，並學會自覺地傾聽別人所說的話。語言是神奇的工具，可以挖掘深層而不明顯的關聯。語言有其智慧，只有那些學習傾聽的人才能享有這種智慧。現代人傾向以散漫任性的態度對待語言，結果接觸不到語言的真正意義。既然語言本身受對立性的影響，所以也是模糊不清、模稜兩可而有雙關語意的。我們在這裡所用的語詞會同時有好幾個層面的解釋，所以必須學習同時以不同的層面來了解每一個字。本書第二部分中，幾乎每一句話都涉及至少兩種層面，如果某個奇怪的句子看起來很平常，正表示雙關語的第二個層面被忽略了。在整本書中，我們努力以引號、夾注號、連字符號來強調特別的重點，是否有效則要看大家能不能掌握語言的多重性。對語言的聽力就好像對音樂的聽力一樣，是很難教導，但可以藉訓練而得到的。

我們所有的語言都是身心兩面的，幾乎所有被我們用來描述心理狀況和歷程的字，都是借取自身體經驗所用的字。如果我們無法用雙手掌握、憑雙腳站立（stand），就永遠無法了解（understand）或掌握任何事，這一點可以引發一連串的長篇大論，此處我們只摘要如下：我們在覺察上所得到的每一個經驗和每一個進展，都需要透過身體來獲取。在透過身體來體驗之前，我們是不可能自覺地整合任何東西的。形體的存在使我們受到極大的約束，因此常常使我們感到驚恐，可是沒有這種約束，就不能與法則有所連結（約束和連結在德文的字根是相同的），這種思路所得到的結論就是：人是無法避免疾病的。

現在回到我們要討論的語言的重要性。任何人學會傾聽身心雙關的語言，很快就會驚訝地發現，每當生病的人談到身體的症狀時，會如何地洩漏心理的問題。例如，某人的眼睛不好，而不能看清（辨別）事情；有人感冒因而鼻子不靈；無法彎腰的人是因為太僵硬（僵化）；第四個人嚥不下任何東西；第五個人拉肚子（無法堅持下去）；第六個人耳朵不好（聽不進別人的話）；第七個人出疹子而覺得癢（想剝掉身上的皮）。這些例子不需要進一步的詮釋，只要傾聽就懂了，並承認「疾病真的使我們誠實」。（正統醫學藉著標準化的疾病名稱，謹慎地確保不會因語言的使用而有這類隱含的意義。）

在這些例子中，身體所表現出的事實，正是病人不願承認的部分，所以我們不願承認自己真的「想擺脫身上的皮」，也就是速速打破自己習慣的界限所造成的障礙，急於破除熟悉的束縛。潛意識的驅策在身體的表現，就是以皮疹做為症狀，使我們察覺自己內在發生了什麼事。把背上的皮疹當成「原因」，使我們突然很有信心地說：「我出疹子了！」至少我們找到一個身體的託辭，而這是當今每個人都認真接受的。所以，一位女性職員可能不願對自己和雇主承認，她已經受夠了（get up her nose，字面意義為「滿到鼻子了」），需要休息幾天，可是身體上的鼻塞卻是可接受的理由，因而實現休息的願望。

除了要用開放的態度傾聽語言的雙關意義以外，類比思考的能力也很重要，因為要靠類比才能了解雙關語，例如，沒有人會真的認為無情（heartless，字面的意思是沒有心臟）的人就是有心臟的問題，即使是「急於（itching，字意為癢）破除我們習慣的界限」這麼明顯的話，我們也不會從字面的意思來解釋。在所有這些例子中，我們都是以類比來用字，也就是以某種具體的東西代替抽象的原則。無情的意思是指缺少一種特質，在原型的象徵上就是與心臟有關的特質。同樣的原則也可以用太陽或黃金來代表。

類比思考需要抽象的能力，因為我們必須體認在物理現象中是把什麼原則具體化，並能應用到不同的層面。例如，在人體中，皮膚代表約束以及與環境分界的功能。皮膚起疹子的人是想打破界限、超越界限。換句話說，皮膚可以類比為各種規範和標準，因為規範和標準在心理層面的角色就像皮膚在身體層面的角色。可是，把皮膚比擬為規範並不表示兩者是相同的，也不表示兩者間有因果關係，只是運用類比來說明法則的方式。稍後會看到，身體中堆積的毒素相當於心理的衝突，可是這種類比並不表示衝突會產生毒素，也不代表毒素會製造衝突，它的意義只在於兩者是在不同層面中可以類比的現象。

傾聽身心的語言

心理不會「造成」身體的症狀，身體的過程也不會「造成」心理的改變。可是，任何特定的型態會同時出現在兩種層面中，所有心理的內容都在身體上有對應的部分，反之亦然，從這個角度來看，其實每一件事都是一種症狀。薄唇和喜愛走路就像潰爛的扁桃腺一樣是症狀（請比較同類療法處理病人既往病史的方式），症狀間彼此的區別只在於我們對症狀的主觀評估。我們否認和抗拒的最後手段就是把症狀看成僅僅是症狀，正因為我們抗拒，表示症狀是陰影的具體化，否則我們不會樂於接受那些表達心靈意識面的症狀，卻否認那些表現出人格的症狀。

對於生病與健康間、正常與異常間明確分野的爭辯由來已久，如果真的有明確的分野，也只是出於主觀的評估。本書對身體症狀的詮釋，基本上是為了幫助人把目光轉向還不認識的領域，目的是要指出大家忽略了這個部分。身體如何，靈魂也就如何，在下的如何，在上的就也如何。本書並不是要人急於改變或是馬上治療任何狀況，相反的，是要人謹慎地對待顯露的問題，因為「否定」只會把整個經驗推進陰影罷了。

光是觀察就能使我們察覺，而覺察力增加就必然會產生個人的改變。可是任何改變事情的「努力」，只會達到反效果。想馬上入睡的企圖反而最容易造成失眠，如果不做任何努力，就會自然睡著。「不要努力」代表「試圖阻止」和「試圖強迫」兩者間恰當的中點。光是中點的平靜就能使新事物發生，追求與抗拒都不能使我們達到目標。在詮釋症狀的過程中，如果覺得自己的詮釋是有害或負面的，就表示我們還受制於某種特殊的自我評價。字詞、事物和事件本身都沒有好壞、正負之別，評價只是觀看者眼光的產物。

我們所說的很容易引起誤解，因為疾病和症狀所具體化表現的法則，是被大部分人和社會視為最負面的法則，所以這些法則通常不會顯現或被理解。我們會常常提到攻擊性和性欲之類的主題，因為在我們適應社會的規範和價值觀時，會很快地壓抑這些主題，它們被迫以隱微而轉化的方式尋求出口。如果我們說，這個症狀後面隱藏的完全是這個人的攻擊性，並不是要指責這個人，而是要幫助他察覺並接受事實。如果有人問，假使人人都這樣做的話，將會發生多麼可怕的情景，那我們就會指出，攻擊性並不會因為我們的否定而消失，正視攻擊性也不會使之變強或惡化。事實上，攻擊性（或是其他驅力）還隱藏在陰影中，不在我們的意識之中，光是這種情形就是非常危險的。

要實行上述建議，就需要與所有過去接受的價值觀保持距離。同樣的，還需要以圖像式、象徵和類比的思考來取代過度分析與理性的思維方式。語言上的關聯和聯想，比純粹的理性更能揭露整體的型態。為了使症狀的精微要義完全顯現，就更需要右腦的能力。

規則三：從症狀學中取出抽象的法則，把這種模式應用在心理層面。傾聽具有身心兩面特質的語言在述說什麼，是關鍵所在。

所有症狀都會強迫我們改變行為，行為的改變可以分為兩類，一類是阻止我們做想做的事，另一類是使我們做不想做的事。例如流行性感冒可能使我們無法赴約，不得不躺在床上休息；跌斷的腿可能阻止我們參加運動，強迫我們休息。如果我們認為疾病都有原因和意圖，那被迫或被阻止的行為就可視為幫助症狀實現目的。被迫的行為改變是一種強制的矯正，要認真看待。可是我們在生病時，會很不願意自己的生活方式被迫改變，通常會盡一切可能不願矯正，而繼續舊有的熟悉方式。

相對於此，我們相信讓自己受到問題干擾是很重要的，症狀只是要矯正不平衡的情形：活動太多的人被迫休息，靜不下來的不能移動，好交際的人中斷所有與別人的接觸。症狀逼我們向原本沒有活出的那一極開放自己，我們的反應應該是更加注意，自願去做原本被我們拒絕的事，樂意地配合加諸於我們的情形。疾病向來是一種危機，而每一個危機的目的是為了發展。試圖恢復生病前的狀態是既天真又無知的，**疾病的目的就是引導我們走向全新、未知而不曾走過的園地**。只有自覺而自願地追隨這種呼召，才能從危機中得到真正的意義。

規則四：「症狀阻止我做什麼？」和「症狀使我做什麼？」這兩個問題通常會直接導向疾病的核心主題。

對立症狀的共同意義

在討論對立性時，我們已知道每一對明顯對立物的背後，其實是一體的。同樣的，顯然相互對立的症狀常常是圍繞著共同的主題。所以便祕和腹瀉的核心常常牽涉到「放下」，兩者完全不矛盾。高血壓和低血壓的背後，可能都是逃避衝突。就好像可能會以流淚和大笑來表達快樂，恐懼可能會造成癱瘓或奔逃一樣，每一個內在的主題都能以相反的症狀形式來表現。

談論這個主題時需要了解：在某些部分特別強烈的人，並不表示沒有那些部分的問題，甚至也不見得自覺到那些部分。具有高度攻擊性的人不表示不會恐懼，喜歡流露性欲的人也會有性的問題。這也要從對立的觀點來看，任何極端的表現幾乎必然表示其中有問題，羞怯和愛現都是缺乏自信，懦夫和鋌而走險的人都會害怕，只有兩個極端的中間點才表示沒有問題。任何強調特殊主題的人，都顯示還有未解決的問題。

一個特定的主題或問題會以形形色色的方式在器官和系統中表現出來，特定的問題具體呈現在身體時，並不會根據固定的組合以特定的症狀表現。我們克服症狀的努力之所以會既成功又失敗，就是因為表現方式的彈性很大。無可否認的，任何特定的症狀是可以克服或預防的，可是問題會選擇其他方式來表現，這個過程稱為症狀的轉移（symptom-shift）。例如，壓力太大的問題除了可以用高血壓的方式表現，也可能是肌肉緊繃、眼壓升高（青光眼）、膿瘍，或是向別人施壓的傾向。沒錯，每一種變型都有其特徵，可是這些症狀都是具體表現相同的基本主題。從這個觀點細看一個人的疾病史，就可以發現各種疾病其實都有一根主軸貫穿其中，卻完全沒有被病人注意到。

逐步擴大的不同程度

雖然症狀藉著把意識中缺乏的部分具體化，而使我們完整，但這個過程並不能解決問題，因為我們的意識仍然不完整，除非我們真的把陰影整合到意識之中。身體的症狀是必要的步驟，絕不是最後的答案。學習、成熟、理解和體驗，都只能發生在意識的層面，即使身體是必要的前提，但必須牢記，最終的接受與了解還是發生在心靈。

例如，我們會感覺疼痛，是在於心靈，而不是身體。換句話說，身體只是傳遞適當經驗的媒介。（身體並不是感覺疼痛的必要條件，比如幻肢痛的病人，雖然已經截肢，還會覺得不存在的肢體的疼痛。）以我們的觀點來看，雖然心靈和身體彼此間會互相影響，但還是要把這兩者清楚地畫分開來，以圖像的方式來說，疾病以症狀的形式從較高的層面降到最低點，然後再度向上攀升，這個最低點就是身體。同樣的，掉落的球需要某種物體的抗力，才能向空中反彈。根據這個「上／下」的類比，意識的過程會降落到形體，以進行一百八十度的回轉，再攀升回純意識的層面。

每個原型的法則都必須「凝聚」成身體和物質的形式，我們才能體驗並掌握這個法則，可是在體驗的過程中，我們會再度脫離身體和物質的層次，提升到純意識的層次。每一個有意識的學習過程都會確認在身體表現的效力，同時舒解掉繼續在身體中表現的需要。從這個觀點來看疾病，就代表問題無法在身體層面得到解決，只是讓我們有機會藉著身體來學習。

每一件在身體中進行的事都讓我們能有所體驗，可是體驗是否能穿透意識，因人而異，無法預測。同樣的原則也適用於任何學習過程，就好比小孩做數學練習一樣，或多或少會有收穫，什麼時候能掌握到數學的法則就不一定了，只要小孩還無法掌握法則，每一個練習就會像一次痛苦的經驗，直到掌握法則（內容），才能脫離練習（形式）的苦海。同樣的，每一個症狀都提供挑戰和機會，可以發現並掌握潛藏的問題。如果沒有這種結果的話（可能是因為我們仍完全陷在自己的投射中，把症狀看成純粹機械因素造成的偶然問題），那我們所面臨的挑戰不但會持續下去，而且會愈益增強。這種持續的過程，可以從輕微的刺激到強大的壓力，表示有「逐步擴大的不同程度」，每一個階段代表我們命定的挑戰強度逐漸增強，質疑我們固有的觀點，並把埋藏起來的部分整合到意識之中。我們對這個過程的抗拒越大，症狀對我們施加的壓力也會越大。

以下是這個過程的摘要，區分成七種逐步擴大的程度。當然了，這種畫分的方式並不是絕對僵化的系統，只是企圖勾勒出逐漸擴大的觀念：

1. 心理現象（想法、欲望、幻想）
2. 功能障礙
3. 急性身體疾病（發炎、受傷、小型意外）
4. 慢性疾病

5. 無法治療的病程、身體的變化、癌症
6. 死亡（疾病或意外所致）
7. 先天畸型和疾病（業力）

問題在身體形成症狀之前，會在心靈中以一個主題、觀念、欲望或幻想出現，我們對潛意識的驅力越採取開放而接納的態度、越不去加以控制，我們的生活方式就會越充滿生命力（不死板）。相反的，如果我們有非常清楚的觀念和標準，就無法接受這些驅力，因為這些驅力會質疑我們全部的生活，把原有的優先順序完全倒轉過來，於是我們關閉內在驅力的泉源，以相信自己沒有「這些問題」的態度來生活。

這種不接受自己心理面的企圖，會直接導致第一階段的擴大：開始出現輕微、單純，可是非常實在的症狀。這是在我們不讓驅力表現出來時，它表現自己的方式，因為心理驅力需要以這種方式降落到身體，才能真正地表現出來。即使我們憑意志不讓它表現，它還是會發生，並且是透過症狀化的機轉。這一點清楚顯示出不變的定律：不承認驅力，會導致它從「外在」降臨我們身上。

我們在剛開始面對功能障礙時會有抗拒，接著通常學會與之和平共處，隨後就會以急性發炎症狀來使我們感覺到驅力的存在。發炎症狀可以發生在身體的任何部位，要根據是什麼範疇的問題而定。一般人可以從病名的字尾 itis（炎）知道自己罹患這些症狀。每一種發炎的狀況都刺激我們透過某種特定的現象，看見某種潛意識的衝突（詳見第二篇）。如果無法達到目的（畢竟，我們的世界不只排斥衝突，也排斥發炎），急性發炎反應就會發展成慢性疾病（字尾是 -osis），無法了解緊急呼喚而做出改變的人，就會承受持續而長期的疾病。這些慢性病的進展雖然很慢，但可以導致無法逆轉的身體改變，就是「無法治療的疾病」（不治之症）。

這種發展遲早會導致死亡，有人會反駁說所有人的生命都會以死亡告終，所以死亡不能算是「逐漸擴大的程度」。可是，沒有人能忽略，死亡持續對我們發出訊息，以最強烈的方式提醒我們簡單的真理：整個物質的存在有開始，也有結束，依賴物質的存在是不明智的。死亡提出的挑戰就是「放下」，放下時間的錯覺，放下「我」的錯覺。由於死亡是對立性的表現，所以也是一種症狀，而且像其他症狀一樣，是可以透過合一而療癒的。

逐漸擴大過程的最後階段就是先天性疾病和障礙——這個過程的結束又連結到其開始。在死亡的時候還沒有被意識掌握到的問題，會進入下一次轉世的化身。這裡碰觸到我們的文化還沒有承認的主題，當然了，此處並不適合對轉世進行詳細的討論，但我們必須稍微提一下，因為沒有轉世的話，疾病和療癒的工作就顯得毫無意義了。比如說，許多我們對疾病和症狀的了解就無法應用在兒童疾病上，特別是先天性疾病。

轉世的原理可以使許多事情更容易了解，沒錯，轉世的觀念會使我們很快地陷入從前世尋找目前疾病的「原因」的危險中，這就好像我們容易在現世中尋找「病因」的方式一樣是偏離正路的。不過，我們已經談過，我們的意識需要線性關係和時間的觀念，才能領會存在的對立面，從這個角度來看，「前世」的觀念也是探討意識功課所必要而合理的方式。

舉例言之，一個人在早上醒來，對他來說，這是新的一天，他決定照自己的意思來安排，雖然主角整天沒有花用或是借貸一毛錢，可是不知情的管家在門口出現要錢。他是否會對此事件感到驚訝，端賴他把自己的身分認同延伸到之前的歲月，或是只準備認同剛起床的這一天。在前者的情形，他必然不會對管家的出現感到驚訝，也不會對這新的一天中的活動和環境感到奇怪，他了解不能只照自己的意思來安排一天，雖然隔了一夜的睡眠時間，但這一天和過去是相連的。如果他認為可以把夜晚的間隔當成理由，只認同新的一天，拋棄以前和每一件事的關係，那所有上述的現象對他而言，就是無端阻礙他目標的事情。

現在以人的一生來取代例子中的一天，就很容易了解，接受或排斥轉世對我們整個看待事情的觀點會產生多麼大的差異。轉世的觀念可以放大我們的視野，而更容易掌握一般的模式。當然了，如果這樣運用轉世的觀念，只是為了把假定的原因進一步推到過去（大家常常這麼運用），就是誤用了整個觀念。相反的，如果轉世的觀念使我們了解此生只是整個生命課程的一小片段，和每一個生命只是基因庫隨機排列造成的單次事件比起來，前者就會使人對原初生命的狀態產生很不同的看法。

為了滿足這個主題的需要，就要了解在我們以全新的身體進入這個世界時，是帶著舊有意識的。意識狀態是過去學習的表現，所以我們會帶著自己的問題，並以新的世界來認識並處理原有的問題。問題並不是起於此生，只是在此生呈現罷了。

就算問題不是起於前世，也不會是起於形式的世界。問題和衝突就像過失和罪一樣，是對立性必然附帶的東西，所以是先驗地存在。我們曾在一本祕傳的著作中看到這句話：「未熟果子的不完整就是罪。」兒童和成人一樣會苦於問題和衝突，可是兒童通常與潛意識有較密切的接觸，所以比較不怕表達自發的驅力（只要「聰明的成人」讓他們表達的話）。可是，隨著年齡漸長，我們與潛意識距離越來越遠，也越來越固著於個人的規範與生活方式，結果就隨著年齡增加而越來越容易生病。每一個參與對立性的生命基本上都是不完整的，也就是生病的。

動物的目標也是一樣，換句話說，在動物中，也可以觀察到疾病與陰影發展的關聯，越少分化、越沒有對立性的動物，越不容易生病；越是向對立（亦即自我覺察）的方向發展的生物就越容易生病。人類是自我覺察發展最高等的生物，會體驗到最強烈的對立程度，所以疾病在人類也最嚴重。

逐漸擴大的各種程度是疾病的特徵，這個特徵可以讓我們深思為什麼疾病的壓力會越來越強烈。嚴重的疾病或意外並不會像晴天霹靂般臨到我們身上，而是人一直誤信天空無雲。只有那些不曾惑於錯覺的人才不會覺得理想幻滅！

看自己時的盲點

閱讀第二篇關於症狀的描述時，最好心裡能有個罹患某種疾病的人（朋友或親人），這會讓你有機會充分檢驗相關的詮釋，你可以很快地判斷詮釋是否與他的情形相符，同時能使你更認識到底是什麼使人類生病。

可是整個過程只能在心裡進行，絕不能把你對症狀的詮釋強加在別人身上，畢竟，那個人的症狀或問題並不關你的事，任何主動對別人提供的評論都是對別人隱私的侵犯。每個人都只要去關心自己的問題就好了：這是我們使宇宙更加完美的最好方法。我們建議你檢驗別人的症狀，只是為了讓你核對這個方法和相關的各種觀念是否有效，因為如果要你檢驗自己的症狀，即使明明非常吻合，也幾乎可以確定你會在這個「非常特殊」的例子發現我們的詮釋並不貼切。

我們最大的問題是：看不見自己身上的問題。這種盲目的現象其實很容易解釋，因為症狀是意識中所沒有的法則的具體化，本書的詮釋會辨認出這種法則，並指明確實存在我們裡面，但是存在我們看不見的陰影之中。我們看自己的症狀時，會與意識中所知道的事比較，認為其實並不存在，以為證明了本書的詮釋與自己的情形並不符合。可是，這樣一來完全忽視了事實，**正是因為我們看不見，問題才會是問題，症狀就是要幫助我們學習看見！**可是這需要意識的工作和自我檢查，並不是可以輕鬆完成的工作。

換句話說，如果我們的症狀是攻擊性的具體化，那我們會有這個特殊症狀的原因就在於我們沒有注意到自己裡面的攻擊性，或是完全沒有把攻擊性表現出來。如果我們透過詮釋認識自己的攻擊性，就會極力抗拒這個想法，一如往常所做的一樣（否則它就不會被歸入陰影之中）。難怪我們在自己身上找不到攻擊性，如果我們看得見，就不會有這些症狀了。事實上，根據這種相互的關係，我們可以從自己反應的強度來判斷某種詮釋是否正確，每當一種詮釋正中目標時，很容易引起某種不舒服、焦慮的感覺，結果就產生防衛。在這種情形下，如果能詢問誠實的夥伴或朋友（膽敢談論我們弱點的人），會很有幫助。傾聽敵人或批評者的話會更有啟發，因為他們的話幾乎都是正確的。

規則五：適合的帽子，就戴上它！

★理論的摘要

1. 人的意識是雙極的，這種情形雖然使我們能自我覺察，另一方面卻使我們不完整、不完全。
2. 疾病是我們的本質，疾病是表現我們的不完整，所以無法在對立的背景中避免疾病。
3. 人類的疾病具體化成症狀，症狀是我們意識的陰影部分，會以身體的形式來表現。
4. 每個人都是一個小宇宙，其中的意識包含了大宇宙中所有的法則，可是辨別力使我們只認得半數法則，另一半則被貶謫到陰影中，所以我們不知道。
5. 任何沒有實現的法則都會透過身體症狀的媒介表現出來，症狀一直迫使我們去活出並真實了解那些我們最不想要的事。因為我們不平衡，所以才有症狀。
6. 症狀使我們誠實！
7. 症狀擁有我們的意識所缺乏的東西。
8. 只有在我們知道自己陰影中隱藏的部分，並加以整合時，才可能產生療癒。一旦發現自己缺乏什麼，症狀就成為不必要的了。
9. 療癒的目標是完整與合一，當我們最終發現真正的本質我，並融入合一之中時，我們就是完整的。

10. 疾病防止我們偏離走向合一的正路，故此——

疾病是通往完美的道路。

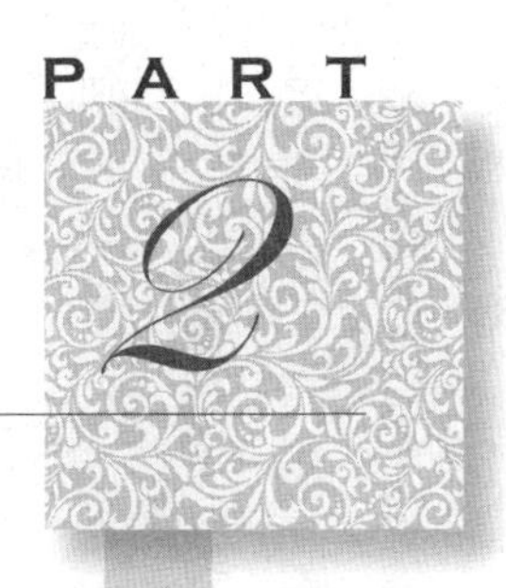

PART 2

症狀及其意義

你說：「苦行僧啊，這條路有什麼徵兆？」

「聽我說，聽的時候要想一想。

給你的徵兆就是：你每往前走一步，就會發現你的苦難越大。」

——法利多丁．阿塔爾（Fariduddin Attar，1145-1220，波斯詩人）

8 感染

感染是人體生病最常見、最基本的病症。大部分急性發作的症狀都是某種炎症，包括從最輕微的感冒到肺炎，到最嚴重的霍亂和天花。在典型的醫學名詞中，這種病名的字尾都是-itis（炎），代表一種發炎的過程，比如大腸炎（colitis）、肝炎（hepatitis）等等。現代正統醫學在感染性疾病的治療得到極大的成功，包括抗生素（如盤尼西林）和疫苗的發明。過去大多數人都死於感染，現在卻非常少見致命的情形（至少在現代醫療設備較好的國家），這並不是說我們現在較少罹患感染性病症，只是我們有較好的武器來對抗它們。

如果覺得這些說法有點「好戰」的話，可別忘了，發炎的過程其實就是「身體裡的戰爭」：強大而充滿敵意的病原（細菌、病毒、毒素）在身體內造成威脅，引發身體的防衛系統起而抗拒。這種衝突所呈現的症狀包括紅、腫、熱、痛。如果身體最終打敗侵入的病原，就能度過感染，如果病原贏了，病人就會死亡。所以用戰爭來類比發炎實在是很恰當。

我們的語言可以很生動地表現這種內在的相關，inflammation（發炎）這個字裡面包含了flames（火焰），這是戰爭的特色。（德文中的發炎也有同樣的意思，在字面上的意思是「點燃火花」，表示在空中引爆許多火藥。）語言中複雜的火焰意象也常用來指真正的戰爭，比如「鬱積」（smouldering，意為悶燒）的衝突再度「猛然爆發」（flare up）、我們「點燃導火線」、我們最終「引爆」衝突、歐洲「陷入一片火海」。四周有如此之多的易燃物，遲早會發生爆炸，就好像任何東西累積到一個程度就會突然崩潰一樣。

為了進一步的探討，有必要再進一步地類比，就是心理層面的類比。人也會爆炸，這不是指膿腫，而是內在衝突尋找疏解時的情緒反應。接下來我們會不斷同時談到這三種層面（心理、身體和國家），才能體會衝突、發炎和戰爭間直接的類比，了解疾病的關鍵。

意識的對立性會不斷把我們放在衝突的情境，就是兩種可能性之間的緊張狀態（張力）。如果我們要實現一種可能性，就必須做出決定（decide，字面的意思是「切除」），排斥另一種可能性，所以我們總是缺少某種東西，總是不完整的。只有那些能承認這種持續的張力、知道人性固有衝突的人，才是真正快樂的，因為大多數人都假定自己並沒有那些未察覺的內在衝突。小孩子也是同樣天真地想像自己閉上眼睛，別人就看不見他。可是衝突就是在那裡。不願意處理、慢慢解決的人，衝突就會在身體上出現，以發炎的方式成為可見。

從三個層面探討過程如何發展

容我們從發炎、衝突和戰爭三個層面來看這個過程的發展：

一、刺激

病原入侵，可能是細菌、病毒或毒素（毒物）。侵入不只是需要有病原存在（這是一般人所以為的），更重要的是身體願意讓它們入侵，醫學把這種現象稱為「免疫反應降低」。感染的問題並不在於是否有病原存在（像那些熱衷於殺菌的人所想像的），而是在於人與之共存的能力。這個說法幾乎可以完全套用在意識層面，重要的並不是應該住在「無菌」（也就是沒有問題、沒有衝突）的世界，而是應該能與各種衝突共存。免疫反應會受到心理影響是個已知的事實，如果能在自己身上仔細觀察這種關係，就會有更深刻的印象。如果不願意向衝突開放自己的意識，衝突就會促使身體向外界的刺激物開放。病原附著在身體最脆弱的地方，就是所謂「抵抗力最小的地方」，正統醫學稱之為「先天或遺傳的弱點」。無法以類比思考的人在此處會陷入無法解決的理論衝突。一方面，正統醫學把某些器官容易發炎的可能性僅僅說成是局部的先天弱點，好像沒有其他可能的解釋，可是另一方面，身心醫學又早已注意到某些問題和某些器官有關，這種看法與正統醫學「抵抗力最小的地方」的理論是互相衝突的。

不過，如果我們從第三個角度來深思的話，這種明顯的矛盾就會迎刃而解了。身體是意識的可見表現，就好像房屋是建築師構想的可見表現一樣，構想與表現是互相符合的，就好像照片和底片雖然不相同，卻是互相符合的。同樣的，身體和器官的每一部分與心理的特殊部分（某個特殊的情緒和特殊的問題）是一致的，面相術、生物能和心理按摩的技巧就是根據這種一致性。每個人的形體都擁有特殊的意識，而當前的意識狀態則反映出過去到現在的學習經驗。我們帶著特殊的問題型態，接受這些問題的挑戰和呼召來解決問題，決定了命運的歷程，因為「性格加時間等於命運」。我們的性格既不是遺傳、也不是環境所決定的，而是我們「原本就有的」：性格是意識化成形體的表現。

這種意識狀態有其特殊的問題和一生的任務，好比占星學企圖藉著評估準確的「時間特性」，以天宮圖象徵性地決定任何特定的瞬間，就身體是意識的表現而言，可以找到完全相同的型態，也就是說，在實務上可以找到特定問題在身體或器官上的相對部分。這種相應的關係好比虹膜學（根據眼睛虹膜的檢查來診斷身體的疾病），不過虹膜學還沒有注意到心理上的相關性。

「抵抗力最小的地方」負起了身體層面的學習任務，每當**心理的問題無法在意識處理時，就在對應的器官上呈現出來**。了解這種對應關係可以開啟對疾病過程的全新視野，那些無法鼓起勇氣放下因果思維的人，是得不到這種視野的。

現在讓我們繼續思索典型的炎症過程，但先不談發病部位的特殊詮釋。我們已經知道第一階段—刺激—就是病原侵入身體，這個過程對應到心理層面就是面臨特定問題的挑戰，某個我們尚未掌握的特別衝動穿透意識的防衛線，使我們受到刺激或興奮，加重或燃燒（inflame，也是發炎的動詞）某種對立性固有的張力，於是我們體驗到衝突。如果心理的防衛有效地啟動，衝動就無法直達意識：我們就免除（immune，同「免疫」的動詞）這個挑戰，結果也無法得到相關的經驗和自我發展。

這裡也適用對立性的二選一。如果我們降低意識層面的防衛，身體的免疫力就得以保存；相反的，如果意識對新的衝動免疫，身體就容易受到病菌和其他病原的侵犯。我們無法逃避刺激，只能選擇要讓刺激發生在哪個層面。從軍事背景來看，第一個刺激階段就是敵人侵犯國家的邊境，這種攻擊自然會引起所有軍隊和政治把注意力放在侵入的敵軍。我們變得極度活躍，把所有能量指向這個新的問題，召集部隊、調動軍隊、尋找同盟國，簡短地說，就是我們把所有注意力集中在暴風的中心。在身體的背景中，所有這些活動就相當於滲出階段（exudation phase）。

二、滲出階段

病原現在得到據點，形成發炎的中心。體液從各處流向此處，我們會體驗到組織的腫脹，大多數人真的會感覺該處的壓力。心理衝突的第二階段也會有壓力和張力的增加，全部注意力都集中到新問題上，無法思考其他事，所有思緒都不停地圍繞在這個問題上，所有心理能量都流向這個問題：我們簡直就是在擴大這個問題，使它不成比例地膨脹起來，直到它像無法克服的山峰聳立在我們面前一樣。衝突會動員我們所有的心理力量去對付它。

三、防衛反應

針對特殊的病原，身體會形成抗體（由血液和骨髓生產），淋巴細胞和顆粒細胞會在病原周圍築起一道牆（所謂顆粒細胞牆），然後巨噬細胞開始吞吃病原。換句話說，身體層面正全面進行戰爭：敵人受到圍剿。如果衝突無法在局部區域（有限的戰爭）得到解決，就會進行全面總動員：全國人民投入戰爭，把所有活動都投注在戰場上。身體在這種處境時，就會發燒。

四、發燒

一旦防衛力量催毀病原，所釋放出來的毒素就會導致發燒的反應。發燒是全身對局部發炎的反應，導致體溫升高。發燒時體溫每升高攝氏一度，代謝速度就會增加一倍，表示發燒增強防衛過程的程度（難怪民俗療法認為發燒有益健康）。發燒的程度與病程的速度有關，所以退燒的措施只限於極度危及生命的狀況才需要使用，而要避免體溫一升高就緊張兮兮地降低體溫的做法。

在心理層面中，這個衝突階段會吸納整個生命的能量。身體的發燒和心理的對應部分非常相似，所以我們會說「熱鍋裡的螞蟻」、「熱切地期盼」、「狂熱地興奮」（知名的流行歌曲〈發燒〉也是利用這個字的雙重意義）。所以我們在激動的時候會覺得全身發熱、心跳加快、滿臉通紅（不論是因為愛情還是生氣），我們因興奮而流汗，因緊張而顫抖，這些都不是特別愉悅的感覺，卻是健康的，不但發燒是健康的，努力對付我們的衝突是更健康的。

五、緩解（疏解）

假設身體的防衛成功：把異物趕走，吸收（吞噬）了其中一部分，結果就是病原和防衛細胞的分解：換句話說，就是雙方都有損失（失敗）。病原失去活性，撤離身體，可是身體還是因此而有所改變，因為身體不但對病原瞭如指掌（也就是得到「特定的免疫力」），而且防衛能力受到訓練、得以強化（得到「整體的免疫力」）。

六、死亡

可是，也可能是病菌和病原得到勝利，結果就是病人死亡。我們認為這種結果比較不好，那只是我們片面的看法。就好像足球比賽一樣，完全在於你認同哪一邊，不論贏的是哪一方，勝利就是勝利，即使是對失敗者而言，戰爭也結束了，只是歡呼的是另一方罷了。

七、慢性化

如果雙方都無法解決衝突，結果就會在病原和防衛力之間達成妥協：病原留在身體中，但沒有得到勝利（死亡），卻也沒有被身體克服（痊癒），而產生「慢性化」的結果。以症狀來說，這種情形就是淋巴細胞、顆粒細胞與抗體的數目會持續升高，紅血球沉澱速率會稍微增加，體溫會微幅升高。無法解決這種情形，會造成體內有個一直吸收能量的病灶：病人覺得不斷耗損、疲倦、缺乏動力、無精打采和淡漠。他並不是真的生病，但也不是完全健康，沒有真正的戰爭，也沒有真正的和平，只是一種妥協，結果是一種倦怠的狀況，好像累及整個生命。妥協是懦夫、不冷不熱之人的避難所（耶穌說：「我巴不得你或冷或熱，你既如溫水，也不冷也不熱，所以我必從我口中把你吐出去。」——《啟示錄》第三章十五、十六節），會一直害怕自己行為的後果，害怕承擔由此產生的責任。可是妥協並沒有解決問題，因為它既不代表對立兩極間的絕對平衡，也沒有能力達到合一。妥協招致長期的不和，結果造成停滯。

在心理上，慢性化就好比壕溝戰，會無法挽回地陷入衝突，沒有意志和能量來做任何決定，每一個決定都有犧牲的代價（因為在任何時候，我們都只能二選一），而這種犧牲的必要使我們充滿恐懼，所以許多人會僵在衝突之中，無法讓兩極的哪一邊獲勝，把所有時間都耗在衡量哪一個決定是對的，哪一個是錯的，無法了解根本沒有對錯。在任何情形下，我們需要兩極才能達到完整，在對立性的背景下，我們無法同時真正了解兩極，只能一個接著一個，至少先從其中之一開始，也就是做出決定！

每一個決定都是一種解放。長期的壕溝戰只是不斷消耗能量；同樣的，在心理層面上，只會導致無精打釆、缺乏動力，最終放棄一切。只要我們讓衝突的一極獲勝，就會很快發現釋出的能量。就好像身體從感染中增加力量一樣，心理也會藉著掌握問題而從每一次衝突中變得更為強壯，它成功地學習，因為處理相對的兩極延伸了界限，並更有察覺力。從每一次衝突中，我們都得到特定的資訊（自我察覺），就好像身體的「特定免疫力」，使我們將來面對同樣問題時得以適應。

衝突之必要性

更有甚者，每當我們通過一次衝突，也會教導我們更能適應一般的衝突，這個現象就好比是身體的「一般免疫力」。就好像在身體層面上，每一種解決的方法都需要大量的犧牲（特別是對立的一面），所以心理上每一個決定也涉及大量的犧牲，因為許多以前的觀點和意見、抱持已久的態度和熟悉的方式，都必須終結，舊事物的死亡才能產生新事物，就好像較大的發炎部位常常留下疤痕，心靈也會留下傷疤，使我們在回顧過往時，留下一生重大轉捩點的記憶。

以前的父母都知道，小孩從疾病（小孩的疾病幾乎都是感染性疾病）康復以後，會往發展或成熟邁出一大步，病後的小孩再也不是從前的小孩，疾病所帶來的改變使他更加成熟。從衝突中走出來的人也會變得更加成熟，因為衝突是使我們強健的挑戰。世界上所有偉大的文化都是面臨最嚴重的挑戰才產生的。

赫拉克利特（Heracleitus，公元前五四〇—四七〇，古希臘唯物主義哲學家，辯證法奠基人之一）說：「戰爭是萬物之父」。任何了解這段敘述真意的人，就了解這句話是最根本的智慧之語。

是兩極間的戰爭、衝突、張力，釋放了生命的能量，確保了進步和發展。可是這種主張同時也是危險而容易受到誤解的，成為披著羊皮的狼，把壓抑的攻擊性當成和平的愛。

我們正生活在極度反對衝突的時代與文化中，各種階層的人都極力避免衝突，卻不了解這種態度會破壞覺察的發展。

我們現在討論的主題——感染性疾病——就是個好例子。到目前為止，我們把衝突和發炎的架構串聯在一起討論，以了解這兩者有多麼相像，但在實際的例子中，這兩者很少同時發生，而是一方會取代另一方（二選一）。如果某個衝動成功穿透心靈的防衛，使我們察覺衝突，那上述掌握衝突的過程只會發生在心靈中，不會產生身體的感染。相反的，如果我們拒絕向衝突開放，對於可能破壞我們勉力維持的熟悉世界的每一件事，都採取抗拒的態度，那衝突就會以發炎在身體層面呈現出來。

發炎是衝突轉變到身體層面的結果，所以我們不應該膚淺地看待感染性疾病，誤以為我們「並沒有任何內在衝突」。正是因為拒絕承認自己內在的衝突，才會導致疾病。如果我們真的想要深入探究到底發生了什麼事，就需要盡力而為，不能輕描淡寫，我們需要的是徹底的誠實。

說到誠實，其實當代所有受到高度肯定、用以避免各種層面問題的努力，都是誠實的。根據我們之前所說的來看，即使是到目前為止，成功對抗感染性疾病的努力，也可以從新的眼光來看待。對抗感染就是對抗身體層面的衝突，主要武器的名稱是非常誠實的——抗生素（antibiotics），這個字包含兩個希臘字：anti（對抗）和 bios（生命），所以抗生素就是「直接對抗生命的物質」，多麼誠實啊！

抗生素的特徵就是「敵視生命」，在兩種層面上都是如此。衝突其實是發展的真正動力，也就是生命的真正動力，所以壓抑任何衝突就是攻擊生命的動力。

即使從狹隘的醫學觀點來看，抗生素也是敵視生命的。發炎代表激烈的（快速而立即）清除問題，透過化膿排除毒素。如果這種清除的過程長期不斷地被抵銷掉，毒素就會堆積在體內（大部分在結締組織中），毒素的長期破壞力會使癌症發生的機會變高。這是一種「垃圾桶效應」：我們可以或是定期清除垃圾桶（感染），或是讓垃圾堆積下來，直到充斥整個房子（癌症）。抗生素是外來的物質，並不是病人自己製造的，所以會剝奪病人從疾病中學習如何掌握問題的機會。

在此也需要從相同的角度來討論疫苗。疫苗有兩種類型：「主動免疫」和「被動免疫」。被動免疫是把其他生物產生的抗體直接給予人體，這種疫苗是用在已經罹患某種疾病的時候，比如以破傷風抗血清對抗破傷風菌。在心理層面上，就相當於接受現成的解決辦法、命令和道德戒律。兩者都是用現成的方法，所以自己無法掌握問題，也少了學習的經驗——這是容易的道路，卻也算不得什麼道路，因為無法把我們帶到任何地方。

相反的，主動免疫則是給予減毒的病原，好讓身體能針對刺激生產自己的抗體，所有預防性疫苗都屬於此類，比如口服小兒麻痺症疫苗、天花疫苗、預防破傷風的類毒素等等。這種方法對應到心理層面，就是在無害的情境下練習解決問題的技巧（相當於軍事演習）。許多教育方法和大部分團體治療都屬於這一類。這種方法的理念是在受保護的情境下學習解決衝突的策略，好讓人較能適應真正的衝突。

這些想法都不應該被誤解為必然的規定，問題並不在於我們是否要接受疫苗注射，也不在於是否應該使用抗生素。歸根究柢，我們怎麼做都無關緊要，重要的是我們知道自己在做什麼！我們在意的是察覺，而不是現成的命令或禁令。

身體並非解決問題之所在

那麼，身體的疾病過程到底能不能取代心理的過程呢？這個問題很難回答。我們對心理和身體的畫分，只是一種理論，並不是實際上存在的現象，因為凡是發生在身體上的事，意識（心理）也會體驗到。如果我們不小心用鐵鎚敲到大拇指，會說「我的拇指受傷了」，但這種說法並不是完全準確的，因為痛覺是發生在心理，而不是拇指。我們只是把「痛」這種心理知覺投射到拇指上。

正因為疼痛是心理現象，所以我們可以透過轉移注意力、催眠、麻醉、針灸等方法來影響疼痛。（覺得這種說法言過其實的人，可以再想一想幻肢痛的現象！）我們在身體疾病中經歷、承受的每一件事，其實都發生在意識之中。「心理」和「身體」的區別只是出於我們投射到不同的面向罷了。害相思病的人會把自己的知覺投射到非物質的部分，也就是愛，而咽峽炎患者則會投射到喉嚨：可是兩者的痛苦都是發生在心靈之中。物質（包括身體）只是一種投射面，問題無法在這裡得到解決。做為投射面的身體是促進認識的理想輔助工具，但是只有意識才能找到解決問題的方法，所以每一種身體疾病的過程都代表某個特殊問題的象徵性處理過程，而訓練的果實可望使我們的意識更為豐富。這就是為什麼每度過一種疾病，就使我們更邁向成熟的原因所在。

於是在治療每一個問題時，就產生身體和心理間的節奏。如果無法單從意識層面來解決問題，身體就會被找來做為物質的輔助工具，以象徵的形式生動地表達無法解決的問題，一旦成功度過疾病，由此學到的功課會轉回心靈，可是，心靈仍然無法掌握整個全新的經驗，問題會再度降臨身體層面，於是得到進一步的實際經驗。（「掌握」和「了解」

〔under-stand，直譯為在站立中〕都與特殊體態有關，並非出於巧合！）這種交流會一直持續，直到意識能透過這些經驗來解決問題或衝突。

這個步驟可以用下面的例子來說明。比如學生必須學心算，所以練習（此即問題），如果他記不住，就給他筆記本（某種物質的東西）當成輔助工具，於是他把問題寫（投射）在筆記本上，藉這個方法（還有他的頭腦）來解決問題。接著讓他進一步不用筆記本來練習，如果他還是做不到，再拿物質的輔助工具來練習，直到他可以不靠筆記本做到為止，那時他已學會在腦中計算，而不需要任何物質的輔助工具。最後他就可以一直在腦中計算，再也不需要紙張，可是在過程中，把問題投射在可見的層面，會使學習過程變得比較容易。

我們之所以花這麼大的篇幅來談這一點，是因為真正掌握身體和心靈的這種特殊關係，可以得到非常明顯的結論：身體並不是解決問題的地方（雖然整個正統醫學界都根據這個途徑）。熱衷正統醫學的人，把所有目光熱烈地投注在身體上，一直企圖在身體層面解決疾病。

可是在身體層面並沒有什麼東西是需要解決的，這種企圖就好像上例的學生在無法得到答案時，就改造筆記本一樣。人性是發生在意識層面的，身體只是意識的鏡子，不斷擦拭鏡子並不能改變鏡子所反映的東西。（要是這麼簡單就好了！）我們需要停止從鏡中反映的問題尋找原因和解決之道，而是要藉著鏡子來認識自己。

感染＝衝突在肉身的表現

容易發炎的人是企圖逃避衝突。

☆在罹患感染性疾病時，問自己下述問題：

1. 在我的生活中，我沒有看見什麼衝突？
2. 我在躲避什麼衝突？
3. 我不願承認什麼衝突？

要確定到底有什麼衝突，還需要注意受影響的器官或身體部位有什麼象徵意義。

9 抗拒

抗拒就是不讓對方進來，抗拒的相反就是愛。在愛中，我們打開自己的界限，讓某種界限外的東西進來，通常稱這種界限為「我」，我以外的所有事物為「你」（「非我」）。在愛中，這個界限被打開，讓「你」得以進來，並成為「我」的一部分。自從佛洛伊德以降，我們意識心靈用來防止潛意識內容入侵的方式，就被稱為「防衛機轉」（**defence mechanisms**）。

這裡需要再次強調不要喪失「小宇宙=大宇宙」的觀點，因為對外在任何現象的排斥和抗拒，都表示某種內在的、心理的抗拒，每一種抗拒都會強化我們的「我」，因為「我」會建立我們的界限，所以我們在說「不」的時候會比說「是」的時候更為舒服。每一個「不」就代表一種抗拒，使我們知道自己的界限，知道「我」在哪裡，而每當我們對某件事表示同意時，界限就變得模糊不清，並因此看不見自己（感覺不到自己的存在）。很難用文字說清楚防衛機轉是什麼，因為我們所描述的最多只能用在別人身上，所以只要說防衛機轉就是所有使我們無法成為完整和完全的東西就好了。理論上，通往開悟的道路可以很簡單地說是：凡是存在的，就是美好的。贊同一切存在的事，我們就與一切成為一體，這就是愛之路。

每一個「對，可是……」都是一種妨礙我們合一的抗拒，也由此開始出現形形色色的「我」之遊戲，「我」會以最虔誠、最聰明、甚至最高貴的理論來為自己畫定界限，這就是我們一生所玩的遊戲。

最機敏的人會反駁說，如果每件事都是美好的，那抗拒必然也是美好的！沒錯，抗拒也是好的，它可以幫助我們察覺在對立的世界中有如此多的爭執，因而促成我們的發展。可是，它只是一種工具，除了拿來運用，其他都是多餘的。同樣的，疾病也是有用的，而我們要使之轉化為療癒。

當我們在內在層面，把心理抗拒拿來對抗意識的內容（那些被歸類為「危險」，而必須排除在意識之外的內容），身體的抗拒就會直接對抗外來的敵人（「病原」或「毒素」）。在這同時，我們會自信地操作價值系統，而把這些草草拼湊的價值觀想像成某種絕對的標準。可是，其實並沒有敵人，敵人是我們自己設想出來的。（例如，我們可以看看各種營養專家認為是「敵人」的食物，非常有趣，幾乎每一樣東西都會被某個系統歸類為有害的，可是其對手卻認為是有益健康的。從我們的立場會推薦下列飲食：徹底閱讀所有飲食書籍，然後吃任何你喜歡吃的東西。）事實上，有些人尋找「有害」物質的創意十分驚人，而被我們稱之為疾病：就是那些罹患過敏症的人。

過敏

過敏是對某些被視為有害物質的過度反應。在身體求生存的機制中，內建的防衛反應是非常有效的。身體的免疫系統會形成抗體以對抗過敏原，於是產生身體的防衛反應，以對抗有害的侵入者，從身體的觀點來看，這是完全合理的。可是，在那些過敏的人中，與生俱來的合理防衛反應被過度誇大，而建立了極強的防衛，把有害的物質擴大到更大的範圍，越來越多物質被視為「敵人」，於是防衛武器的力量增強，以有效地反擊敵人。可是，戰場上太強的軍力表示有高度的攻擊性，所以過敏就是強大的抗拒和攻擊性在身體上的表現。罹患過敏的人會有攻擊性的問題，可是他們自己並不知道，所以大多也不會表現出來。

為了避免誤解，此處要提醒讀者注意，心靈「被壓抑」的部分是指意識沒有察覺到的部分，人可能把這些部分表現出來，自己仍然不知道。相反的，同樣的部分可能被壓抑得太嚴重，以致於完全沒有表現出來，結果一個富攻擊性的人可能把自己的攻擊性壓抑到看起來像個非常溫和的人！

過敏是指攻擊性從心理轉入身體的結果，於是在這個新的層面發洩出來，病人可以在此隨心所欲地防衛、攻擊、戰鬥，以取得勝利。為了不使這種快意的消遣因為缺少敵人而太早結束，許多無害的東西也變成敵人，包括花粉、貓或馬的毛、灰塵、清潔劑、煙、草莓、狗或蕃茄，這種選擇可以毫無止境，因為罹患過敏的人會反對任何東西，在必要的時候攻擊任何事物，不過通常會有特別的喜好對象，而這些喜好是有特殊象徵性的。

眾所周知，攻擊性與恐懼是密切相關的，我們只會攻擊自己害怕的東西。細看任何人選擇的過敏原，通常可以發現患者在生活中特別怕什麼，才需要如此熱切地象徵性對抗。最重要的是寵物的毛，其中又以貓的毛為最，貓的毛總是讓人聯想到撫摸和擁抱等親密行為（其他動物的毛也是如此），因為它柔軟、舒適、暖和，而且是「關乎動物」的，它是愛的象徵，並帶著性的意涵（可以和小孩帶著睡覺的絨毛玩具相比較）。同樣的象徵也適用於兔毛；馬則較強調本能，動物性又更顯著；而狗則強調攻擊性。不過這些細膩的區分並不重要，因為象徵本來就沒有截然清楚的分野。

花粉是所有花粉熱患者選擇的過敏原，也代表相同的經驗。花粉是受孕和繁殖的象徵，就好像萌芽生長的春天一樣，而這正是花粉熱患者最容易罹病的季節。像動物的毛和花粉這些過敏原會向我們顯示愛、性欲、本能和生殖的主題，而這些是被恐懼地強力防堵的，所以會激烈地抗拒，不讓其進入。

同樣的象徵也適用於對污物、骯髒和雜質的恐懼，而對家中的灰塵過敏（請比較「骯髒的笑話」、「家醜外揚」、「清白做人」等說法），就好像因為過敏而極力避免過敏原一樣，這些人也會避免相關的生活，同情他們的醫學專業和周圍的人也會熱心地幫忙他們避免，結果病人所玩的權力遊戲也沒有止境：禁養寵物、不准抽煙等等。這些凌駕四周環境的專橫行為，其實是一種巧妙偽裝的做法，不自覺地實現被壓抑的攻擊性。

「減敏感法」在理論上是很好的想法，但是想要真的成功的話，應該運用在心理層面，而不是身體層面。過敏的人只有自覺地學會掌握自己逃避和輕視的事情，才可能得到療癒，簡單地說，他們需要把這些事情完全接納到意識之中，最終將之同化。如果我們支持過敏患者的防衛策略，就是在幫倒忙，他們需要與「敵人」和解，並學習去愛「敵人」。其實過敏原對病人的影響並不在於物質和化學的層面，而是一種象徵，過敏需要經過意識才能呈現，所以在麻醉或精神病發作時，所有過敏都會消退，這一點即使是最冥頑不靈的唯物論者也會明白。

大部分過敏原只是生命的表現，性欲、愛情、生殖、攻擊性、醜聞，生命在這些面向表現出最大的活力。正是生命想表達的驅力，使過敏患者充滿恐懼，換句話說，他們是與生命敵對的，他們的理想是無生殖力、無菌、貧瘠、沒有任何本能和攻擊性的生活，而這種狀態根本不能稱為「生活」，難怪許多過敏患者的病情會惡化成威脅生命的自體攻擊疾病，這些非常溫和的人把身體放在如此劇烈的戰鬥中，直到完全崩潰為止。這時，自我防衛、自我孤離、自我封閉達到最高點，結束在走進棺材——這才是真正沒有過敏原的軀殼。

過敏＝攻擊性在肉身的表現

★過敏患者應該自問下列問題：

1. 為什麼我拒絕在意識中接納攻擊性，而迫使它表現在身體上呢？
2. 生活中有哪些事情使我害怕到想要逃避的呢？
3. 我的過敏原指出什麼主題？是性欲嗎？本能？攻擊性？生育？還是意味著生活黑暗面的灰塵呢？

4. 我以過敏操縱周圍環境，達到什麼程度呢？

5. 我對人的愛如何？我讓「外在」的東西進來的能力如何？

10 呼吸

呼吸是一種有節奏的動作，包括兩個階段：吸氣和呼氣。呼吸是對立法則的好例子：吸氣和呼氣兩極不斷交替，而形成一種節奏。每一極的過程取決於相反的一極，有呼氣才有吸氣，反之亦然。也可以說是每一極是為了另一極的存在才存在的，因為如果我們去除一極，另一極也會消失。一極可以補償另一極的缺憾，兩者形成一個整體。呼吸是一種節奏，而節奏是所有生命的基礎。我們也可以把呼吸的兩極形容為「緊張」和「放鬆」，在深呼吸時就可以看出吸氣和緊張、呼氣和放鬆的關係，深吸氣會產生緊張，深呼氣則造成放鬆。

從身體的觀點來看，呼吸基本上是一種交換的過程：吸氣時會把空氣中的氧氣帶給紅血球，吐氣時則釋出二氧化碳。呼吸包括獲得和釋出、拿取和給予的對立性，於是我們立刻發現呼吸最重要的象徵性，就如歌德所說：

在呼吸中有兩種祝福
把氣吸入，然後吐出，
一方對我們施加壓力，另一方使我們感到舒暢，
形成奇妙混合的生命。

所有古老的語言都以相同的字來表達呼吸和靈魂（或心靈）。在拉丁文中，spirare 是「呼吸」，而 spiritus 則是「心靈」。英文中的靈感（inspiration）按字面解釋是「吸氣」的意思，而吸氣又與接受密不可分。在希臘文中，psyche 同時指「呼吸」和「靈魂」。在梵語中 atman（靈魂）這個字與德語 atmen（呼吸）顯然有關聯。在印度，一個達到完美的人稱為 mahatma，這個字同時表示「偉大的靈魂」和「大量的呼吸」兩種意思。古印度的教誨認為呼吸是個人生命力的來源，稱為 prana。在《聖經》的創造故事中說上帝把自己的神聖之氣吹入土塊，而產生一個「有靈的活人」（活的靈魂）亞當。

這種圖像非常清楚地顯示，有某種物質宇宙之外的東西吹入物質的身體，就是神聖的氣息。只有這種超越受造世界的「氣息」，使我們成為活生生的生命，這一點很接近呼吸的奧祕。呼吸不是我們的一部分，也不屬於我們，呼吸並不在我們之內，而是我們在呼吸

之內。透過呼吸，我們一直與某種超越受造世界、超越所有形式的東西相連結。呼吸提醒我們，這種與形而上世界（就是超越自然的世界）的連結並未被切斷。我們生活在呼吸中，就好像生活在巨大的子宮裡，遠超過我們渺小、有限的存在，它就是生命，終極的偉大奧祕，是我們無法解釋，也無法界定的，只能藉著向它敞開自己，讓它湧進我們裡面，才能體驗到。呼吸是生命流入我們的臍帶，呼吸能使我們保持在這種關係中。

這是呼吸的真正意義，呼吸使我們不致完全與自我割離，不會因為「我」的界限完全無法穿透而封閉自我。不論我們如何把自己封閉在「我」裡，呼吸都迫使我們與「非我」連結。我們需要自覺到，我們所吸進的空氣與敵人呼出的空氣是完全相同的，動物和植物呼吸的也是完全相同的空氣，呼吸不斷使我們與每一件事相連結。不論我們多想標定出個人的界限，不論喜歡或不喜歡，我們所呼吸的空氣把我們密切結合起來，所以**呼吸與「接觸」和「關係」有關**。

「外在」和我們身體的接觸發生在肺泡。肺臟內部的表面積約有七十平方公尺，而皮膚的表面積只有一點五到二平方公尺，所以肺臟是最大的接觸器官。

肺臟和皮膚這兩種人類的接觸器官還有兩項細微的差別，皮膚的接觸是直接而有限的，比肺臟的接觸更為正式而強烈，而且是取決於我們的意志，我們能選擇要與他人接觸或是獨處。相反的，透過肺臟的接觸是比較間接而強制的，我們無法阻止這種接觸，就算別人看起來可怕到「使我們透不過氣來」，也無法阻止。事實上，疾病－症狀常常在肺臟和皮膚這兩種接觸器官間來回轉移，皮疹被壓制後可能轉為氣喘，氣喘被治療後又出現皮疹。氣喘就像皮疹一樣，是相同的問題：接觸、碰觸、關係。不願經由呼吸與人接觸，可能會造成吐氣時的支氣管痙攣，這就是氣喘的情形。

如果注意一些與呼吸和空氣有關的說法，就會發現在許多情形下，我們「憋死了」、「無法自由呼吸」，這裡談到的是自由和限制的主題。我們在出生時吸進第一口氣，結束生命時吐出最後一口氣。在第一口呼吸時，我們走出踏向外在世界的第一步，把自己從與母親共生連結的關係中釋放出來：我們成為獨立、自足、自由的人。任何呼吸的困難常常是恐懼的標誌：恐懼向自由和獨立邁出個人的第一步，在這種情形下，自由會使人「透不過氣來」，也就是自由使他因為不習慣而心生畏懼。自由與呼吸的關連也可見於從狹窄的地方轉入感到自由的空間（或是能自由地呼吸新鮮空氣）：他們做的第一件事就是深呼吸，因為他們終於能再度「自由呼吸」。

在狹礙的環境中，我們常常會說「我需要空氣！」，以表達對自由和活動空間的渴望。

總結來說，呼吸象徵的主題有：

「兩者共存」的節奏

緊張—放鬆

拿取—給與

接觸—抗拒

自由—限制

呼吸—生命的同化

★如果有與呼吸相關的疾病，要自問下述問題：

1. 什麼事情使我透不過氣來？
2. 我不願意接受什麼？
3. 我不願意付出什麼？
4. 我不願意與什麼事物有接觸？
5. 我害怕邁向新的自由嗎？

支氣管性氣喘

在對呼吸的一般性探討後，我們把注意力轉向支氣管性氣喘的特殊症狀學，這個疾病明顯的身心關連一直很明顯。布勞提根說：

支氣管性氣喘是一種窒息的發作，特徵是在呼氣時會有哮鳴。患者的小支氣管和細支氣管會收縮，這是平滑肌痙攣、呼吸道發炎，以及黏膜因過敏而腫脹和分泌過多所造成的。

氣喘患者會體驗到致命的窒息感：病人會努力吸氣，喘不過氣來，吐氣時會有脖子被掐住的感覺。氣喘患者會有好幾個交織在一起的問題，雖然這些問題彼此密切相關，但為了便於解釋，以下將分開討論。

一、給予和拿取

氣喘病人企圖拿得太多，他們吸氣如此之深，以致於肺臟過度膨脹，而在呼氣時產生痙攣。換句話說，他們盡可能多拿，直到完全滿溢，可是在必須給予時卻不願意。我們可以清楚看出平衡受到干擾：給予和拿取這兩極必須一致，才能形成一種節奏。改變的法則需要內在的平衡，任何不平衡都會破壞流動。在氣喘病人中，呼吸之流受到干擾，因為太在意拿取，以致於拿得過多，又不願把拿取的東西給出去，結果也無法繼續拿自己很想擁有的東西。吸氣時我們接受氧氣，呼氣時釋出二氧化碳。氣喘病人試圖抓住每件事不放，於是因為無法給出自己用過的東西而毒害自己，這種取而不給的情形就會導致窒息的感覺。

在氣喘中生動而具體地表現出不成比例的給予和拿取，這是許多人需要深思的主題，它看起來很簡單，卻是很多人失敗的地方。不論我們想擁有的是什麼，金錢、名譽、知識、智慧，給予和拿取都必須平衡，才不會被得到的東西悶死。我們給出多少，就會得到多少。那些決定拿取一切的人是多麼可憐啊，他們如此焦慮地護衛好不容易到手的一點東西，卻不知道有豐富的寶庫等著他們，只要把得到的東西以轉化的形式給出去，就能得到這個寶庫。但願我們都能明瞭一切事物對每個人來說，都是取之不盡的。

如果我們缺乏任何東西，那只是因為我們把自己與這件東西的關係切斷了。以氣喘病人為例，他們努力想得到什麼？空氣，其實有那麼多空氣。可是有許多人仍然屏住氣想要更多……

二、封閉自己的企圖

氣喘可以用實驗的方法在任何人身上引發，很簡單，只要讓他們吸入像氨氣之類的刺激性氣體就好了，只要達到一定的濃度，自然會產生反射性的防衛反應，包括橫膈膜癱瘓、支氣管收縮和黏液的分泌，這種反應稱為克瑞胥摩爾反射（**Kretschmer reflex**）。這種反射是為了關閉自己，不讓外界的東西進來。以氨氣為例，這種反射是合理而可以保衛生命的反應，可是氣喘病人太容易發生這種反射了，結果不自覺地把四周最無害的物質視為會威脅生命的東西，而立刻把自己關閉起來。我們在上一章已詳細討論過敏的意義就是關乎抗拒和恐懼的主題，一般說來，氣喘的情形非常接近過敏。

在希臘文中，氣喘是指「胸部緊繃」（**tight-chestedness**），在拉丁文中，緊繃（**tight**）是 **angustus**，和「焦慮」的意思密切相關。**Angustus** 這個拉丁字根也可見於 **angina**（扁桃腺炎）和 **angina pectoris**（冠狀動脈狹窄造成的心絞痛）。在德文中，**angst**（恐懼、焦慮）這個字和 **eng**（緊，狹窄）是非常有關的。所以氣喘的特徵「緊繃」和恐懼非常有關：害怕讓生命的某些特別部分進入，就好像是前述的各種過敏原一樣。氣喘的過程會使病人越來越把自己封閉，最後以死亡告終。死亡代表關閉最後的機會，把自己與世界的生命隔離開來。（有趣的是，罹患較輕微氣喘的人在知道自己的病情並不會致命時，會感到懊惱，因為他們高度肯定自己疾病的致命本質！）

三、權力欲與渺小感

氣喘病人有強烈的優越傾向，但是他們從來就不承認，結果會轉入身體，而在適當的時候重現出氣喘病人典型的「過度膨脹」。這種過度膨脹會非常生動地表現出病人小心翼翼排出意識的自負和權力欲，所以他們常常躲避到理想主義或形式主義裡。可是一報還一報，當氣喘病人面對其他人的權力欲和支配性時，會衝擊到他們的肺臟，而說不出話來（語言是由吐氣來調節的），他們無法呼氣，感到喘不過氣來。

氣喘病人會用症狀向四周的世界施力，不能養寵物、必須一塵不染、不准抽煙等等。

當氣喘病人發生危及生命的發作時，權力欲就會達到高峰，這種情形會剛好發生在病人需要面對自己權力欲的時候。這種勒索式的發作是非常危險的，因為會把自己放在危害生命、常常連自己也無法控制的處境中。病人為了運用權力，可以傷害自己到令人驚訝的程度。在心理治療時，病人離真相太接近時，常常以病情發作做為最後的抗拒手段。

在這同時，運用權力和自我犧牲間的密切關聯，顯示出這種潛意識的優越傾向有某種矛盾的情形。因為在發展權力欲和越來越自大驕傲的同時，相反的傾向（也就是無力、渺小、無助的感覺）也會以完全相同的比例增長。有意識地了解並接納渺小感，是氣喘病人需要學習的功課之一。

在疾病持續相當長一段時間以後，胸部會擴張、強化，一般稱為「水桶胸」。雖然這種結果可能顯得很堅實有力，可是缺乏彈性，其實只能容許少量的空氣進出。欲望和現實間的衝突，再沒有比這種情形更具體表現出來的了。

在自我膨脹的驕傲下，也有很大成分的攻擊性。氣喘病人從來就不會說出自己的攻擊衝動，結果不但急於「得到空氣」，更會覺得「漲得快要爆炸」，每一個足以表達其攻擊性的動作（大叫或抱怨）都「卡在喉嚨裡」，於是這些表達自我的攻擊方式會退回身體層面，而以咳嗽和吐痰的方式來表現。關於這一點，我們只要想想一些習慣用語就可以了，如「氣得說不出話來」、「衝著某人咳嗽」（原意為拒絕某人的要求）、「唾棄某人」（原意為向著某人的臉吐痰）。

此外，過敏中顯示的攻擊性也常見於氣喘。

四、抗拒生命的黑暗面

氣喘病人喜歡每一件事都是純潔、乾淨、明亮而無菌的，並會避免每一件深沉、黑暗或粗俗的事，這種態度通常會反映在他們選擇的過敏原。他們會把整個生活放在崇高的範圍，極力避免接觸存在的低下面。總的說來，他們是頭腦取向的人（古時的元素理論把思想歸於「空氣」這個元素）。顯然屬於低下面的性欲，會被氣喘病人向上移位到胸部，結果使胸腔分泌過多的黏液，於是病人從口吐出過度「高層次」的黏液。了解嘴巴和生殖器官相關性的人，很快就會覺得這種解決方式的創見是很明顯的。（下一章會詳細談到這兩者的關聯。）

氣喘病人渴望乾淨的空氣，他們比較喜歡住在山上（「氣候療法」可以滿足這種欲望）。當他們站在山頂往下看時，也能滿足優越的傾向，所有黑暗的事情都在山谷下，在山頂能與之保持安全距離，空氣是純淨的，遠離本能和性欲支配的深淵，高山上的生活就好像礦泉水一樣純淨單純。氣喘病人在高山上實現了「高飛」的願望，這是他們一直努力追求的，熱心的氣象學家也在最近以科學研究鼓勵這種願望。帶著鹹味空氣的海邊也是另一個他們喜歡的療養勝地，在此我們看到相同的象徵：鹽，荒野、礦物質、缺乏生命的象徵，這是氣喘病人喜歡的地方，因為生命使他們感到害怕。

氣喘病人渴望愛：他們會吸入這麼多空氣正是因為想要被愛，可是他們無法愛別人，所以會避免吐出空氣。

如何幫助他們呢？根據上述所有症狀，只有一種處方：覺察自己，並對自己徹底誠實！一旦我們承認自己的恐懼，就不會再逃避使我們恐懼的事物，並開始誠實堅定地面對它們，直到我們能愛它們、整合它們。有一種自然療法可說是這個必要過程的象徵，這種療法成功地治療氣喘和過敏，但還不被正統醫學承認，就是自體尿液療法：把自己的尿液注射到肌肉中。從象徵的角度來看，可以說這種療法迫使病人接受自己所排拒的東西（自己的穢物），再度處理並整合它。這樣當然是健康的！

★氣喘病人需要回答的問題：

1. 在哪些方面是我只想拿取、不想給與的呢？
2. 我能有意識地承認自己有攻擊的衝動嗎？我有什麼機會來表現攻擊性呢？
3. 我怎麼適應支配與「渺小」間的衝突呢？
4. 我會貶抑並抗拒生活中的哪些部分呢？我是否能發現在我個人的價值系統背後潛伏的恐懼呢？
5. 我企圖逃避生活的哪些部分？其中有哪些是我認為骯髒、可恥、低劣的呢？

（記住：只要發現胸部緊繃，那就是恐懼。對付恐懼的惟一方法就是擴展，擴展就是接受原先逃避的事情！）

感冒與流行性感冒

結束關於呼吸的討論前，我們要簡短討論感冒與畏寒的症狀學，因為這些症狀主要是影響呼吸器官。流行性感冒與感冒都是急性發炎過程，所以可說是顯示衝突的處理，詮釋的重點則放在發炎過程發生的部位和區域。感冒會發生在危機時刻，事情使我們感到惱怒（直譯為臨到鼻頭），或是覺得某件事沉悶乏味（直譯為鼻塞）。有些人可能覺得「危機時刻」的說法過於誇張，我們指的是常見、普通的日常狀況，可是在心理上仍然是重要的，會使我們壓力過大、要求過多，所以我們會尋找某種正當的理由往後退縮一些。由於那時我們還沒準備好承受這些「輕微的」日常狀況，也不願有意識地承認自己想逃離的欲望，於是產生體化症：身體開始真正活出鼻塞、傷風的症狀。我們經由潛意識之路來達到目的，還附帶一個好處，就是每個人都了解我們的處境，這是我們在意識層面處理相關衝突時所沒有的好處。感冒讓我們有機會脫離壓迫的特殊處境，把注意力放在自己身上，而能完全表達身體層面的敏感性。

於是我們會覺得頭痛（在這種情形下，沒有人會期望我們進行其他的意識活動）、開始流淚、每件事都令人感到不舒服，這種整體的敏感性最後會加強到「嚴重的黏膜發炎」，沒有人可以靠近我們，任何人都不能碰觸我們，鼻子堵塞而完全無法與人溝通（呼吸本身也是一種接觸）。「我感冒了，不要靠近我」這種警告，可以成功地不讓任何人接近。這種防衛的態度還可以藉著打噴嚏，讓人遠離我們，因為這是更具攻擊性的防衛武器。喉嚨痛也可以降低語言的溝通，任何爭辯都是無用的。「大聲咳嗽」更是一種威脅的聲音，在這種情形下，毫無對話的樂趣，充其量只是「向別人咳嗽（怒吼）」罷了。

在進行這種大規模抗拒的情形下，難怪身體最重要的防衛器官扁桃腺也全力以赴地工作，扁桃腺會腫脹到「吞不下任何東西」，這種情形應該讓我們自問到底不想吞下什麼東西，因為吞嚥是一種接受的行為，表示我們不願再做這件事了。（俗諺「對某事極其厭倦」的字面意義是「不想再吃某個東西」。）

感冒和畏寒說明每個層面的情形，酸痛的四肢和耗竭的感覺是流行性感冒的特徵，會限制所有活動，肩膀的酸痛顯然表示背負太重的問題，而我們已不想再承擔了。

膿痰和黏液表示我們試圖擺脫所有問題，我們越不受問題的拘束，就會覺得越輕鬆。濃稠的黏液原本造成堵塞，妨礙溝通的流動，開始溶解、液化時，溝通就逐漸恢復，又可以開始活動。所以每一次感冒都會結束在某件事開始進行，表示我們的發展又向前邁進一小步。自然療法認為感冒是一種完全健康的潔淨過程，可以把毒素排到體外。在心理層面上，也得以消解並排出相當於毒素的問題。身體和靈魂都從危機中變得堅強，直到下次有別的事情又滿到我們的鼻子……

11 消化

消化的情形與呼吸非常類似。透過呼吸，我們接受周遭的世界，同化可以同化的部分，排出不能同化的部分。消化也是如此，不過消化的過程更深入身體。呼吸是由「空氣」這個元素所控制，而消化則屬於「土」這個元素，所以是更物質導向的。和呼吸不同的是，消化沒有明顯的節奏，由於土元素的惰性，同化和排泄的節奏並不明顯。

同樣的，消化與大腦也有類似的部分，因為大腦（意識）會消耗並接受世界上非物質的成分。（人不是光靠麵包而活！）另一方面，透過消化，我們處理世界上物質的成分。消化涉及：

1. 接受外在世界的物質成分
2. 區分「可消化」與「不可消化」之物
3. 同化可消化的物質

4. 排泄不可消化的物質

在進一步討論消化可能出現的問題以前，先簡單看一下食物的象徵意義。從一個人所喜歡或討厭的食物或菜肴上，可以馬上看出許多東西（告訴我你吃什麼，我就能說出你是什麼樣的人）。如果我們有某種特殊的胃口，就表示某種特定的傾向，所以能說出我們的特質。如果某個東西「不合我們的口味」，這種反感也可以拿來詮釋，就好像心理測驗中所做的選擇一樣。飢餓是想要擁有、接受的象徵，表達出某種渴望。吃則是透過整合（攝取食物和最後的飽足感）來滿足我們的欲望。

如果一個人渴望愛，卻無法滿足這種飢渴的話，就會在身體上重現為渴望甜食。甜食和細嚼美食的渴望，都是表達對愛的不滿足。「甜」的雙重意義和「細嚼」的概念在有些說法中特別明顯，比如戀愛的男人和「甜美的小姐」、「輕咬耳朵」。愛和甘甜兩者非常相關，一直啃東西的孩子其實是渴望愛和支持。這個準則非常可信，遠甚於我們對自己有多愛孩子的個人評估。還有父母給孩子大量的甜食，這等於是宣稱他們並不愛自己的孩子，所以用別的東西來補償。

經常思考和從事智力工作的人，喜歡吃鹹的食物和豐盛的飲食。非常保守的人喜歡醃製和罐頭食品，特別是煙燻食物，一般喜歡以濃茶（他們不喜歡喝甜的飲料）配富含丹寧酸的食物。喜歡口味重，甚至辛辣食物的人，表示喜歡尋找新的刺激和印象，事實上，有些人太喜歡挑戰，以至於根本不在乎是否難以接受和消化。可是，相反的情形下，吃輕淡食物（不加鹽、不加香料）的人就不喜歡生活富含新的經驗，而會決定避免變化，因為不斷接觸新事物就好像「生活的調味料」，所以他們會極力避免所有挑戰，害怕任何衝擊。這種恐懼會逐漸增強到只接受流質食物，比如有胃病的人（稍後詳談）。流質食物基本上是嬰兒食品，這表示罹患胃病的人退化到孩童時期的未分化階段，沒有做決定和認真做事的義務，結果不需咀嚼（這樣做的攻擊性太強了）或咬碎食物就能過活。換句話說，這種人發現胃承受不了生活的重擔，生活就好像敲不碎的堅果一樣難搞。

特別害怕魚刺象徵害怕攻擊性，害怕果核則表示害怕問題，不願意「了解事情的核心」。不過還有相反的族群——長壽的人，這些是真正關心問題的人，他們堅定地想了解事物的核心，不計一切代價，不怕吃堅硬的食物，這種傾向可能強烈到不接受生活中原本沒有問題的部分：連吃甜食時都要吃堅硬的東西。長壽的人對愛和溫柔有某種恐懼，甚至可能很難接受愛。有些人卻把自己不喜歡衝突的情形發揮到極致，需要靜脈輸液來進食，這無疑是遠離衝突的最好方法，結果只是像植物一樣活著罷了。

牙齒

食物首先進入口腔，在那裡被牙齒研磨成碎片。我們是靠牙齒來咬和嚼，咬是一種具有高度攻擊性的動作，表示我們照顧自己、處理事情、認真做事（原文直譯為「把牙齒放入事物中」）的能力。就好像狗露出牙齒一樣，在我們顯示站穩並抗爭的意願時，就說「擺出威脅姿態」（譯按：原文直譯為露出牙齒）。

現代許多人牙齒不好，甚至小孩也是如此，這並不會使上述說法變得沒有道理。集體的症狀只是反映集體的問題，攻擊性已經成為當前所有高度發展文明的核心問題。當前要求「社會的可接受性」，直說就是要「壓抑你的攻擊性」。可是，在我們親愛的人民如此平和與適應社會、壓抑了所有攻擊的衝動後，攻擊性就會以「疾病」重新顯現，這種新而扭曲的表現對社會的影響，就像原本的攻擊性一樣嚴重，結果我們的診所和醫院就成為當代社會的戰場，受壓抑的攻擊性在此無情地點燃戰火，攻擊病人。病人罹患癌症，癌症就是他們一輩子不敢揭開或自覺去處理的事情。

難怪我們在臨床上一再看到大多數病人面對的是攻擊性和性欲的問題，這兩類問題正是現代人極力壓抑的問題。今日高升的犯罪率和暴力，還有新的「性解放浪潮」，似乎可以反駁我們的論點。可是，我們要指出，攻擊性受到壓抑的症狀包括缺少攻擊性和攻擊性的爆發，兩者是相同過程的不同面向。只有讓攻擊的能量得到舒解的空間，而不需要壓抑時，才可能把攻擊的部分整合到人格之中。成功地整合攻擊性以後，就會成為整個人格能量和活力的來源，而不會導致「甜美的順從」或「狂野的暴發攻擊」這兩種極端。

回頭來談牙齒，牙齒在動物和人類身體都代表攻擊性和決斷力（「把牙齒放入事物中」意味認真做事）。許多人認為原始人的牙齒健康是因為自然的飲食，可是這些人在處理攻擊性的方式上也與我們非常不同。更有甚者，即使有集體的症狀表現，牙齒的狀態還是會因人而異。除了之前談到的攻擊性，牙齒也顯示我們的活力狀態，或說是生命力。（攻擊性和活力只是同樣力量的不同面向，不過這兩種概念可以引發相當不同的聯想。）例如，「人家送的馬，不要看牠的牙齒」，這句話的意思是買馬要看牠的牙齒，從牙齒的狀況評估牠的年齡和活力。精神分析對夢的詮釋也有類似的解釋，認為夢見掉牙齒是喪失精力和力量的象徵。

有些人常在夜晚磨牙，有時還激烈到必須放矯正器以免磨壞牙齒。磨牙的象徵很明顯，所謂「咬牙切齒」（在英文中與磨牙是同一個片語），就是指沒有發作的攻擊性，白天對人生氣而不能表達時，就會在晚上磨牙，把銳利而致命的牙齒磨鈍。

牙齒不好的人缺乏活力，也缺少「掌握事情」和「認真做事」的能力，所以他們常有「咬不動」或「難以解決」的問題。德國牙膏廣告總是用這樣的話來描述：「讓你再度咬入東西（認真做事）！」

戴假牙使我們模仿不再擁有的活力和自信，但這就像所有義肢一樣，是一種欺騙，就好像在門口為膽小的狗掛上「內有惡犬」的牌子一樣。買假牙只是付錢請人為你「擺出生氣的姿態」罷了。

牙齦是牙齒固定的地基，所以牙齦代表活力和攻擊性的必要基礎，也是信任與自信的基礎。只要我們缺乏完好的信任和自信，就不可能主動而成功地掌握問題的核心，也沒有勇氣面對難以解決的問題或是站穩來對抗。信心會提供這種能力的必要基礎，就好像牙齦是牙齒的基礎一樣。如果牙齦過於敏感嬌弱，受到一點刺激就流血的話，就無法提供這種基礎。血是生命的象徵，所以流血的牙齦代表我們的信任和自信在遇到小小的挑戰時，很快就會流失。

吞嚥

食物經過牙齒的咀嚼，和唾液混合後，就要吞嚥下去。吞嚥是一種整合、攝取的形式，換句話說，吞嚥是為了吸收。當食物還在嘴裡時，我們可以吐出來，可是一旦吞下去，就很難逆轉這個過程。生活中有許多情形是我們寧願不要，卻不得不吞下去的，比如不受歡迎的資訊，有許多壞消息使我們覺得「很難吞下」。

在這些情形下，吞嚥時伴隨一點酒會比較好吞，如果能喝到有點醉薰薰的話就更棒了。我們常說嗜酒的人是大口吞酒的「暴飲者」，大口喝酒最主要是為了比較容易吞嚥難吞的食物，甚至完全取代吞嚥的需求。我們喝酒是因為生活中有嚥不下去的事情，所以酗酒的人會以喝酒取代食物（大量喝酒會喪失胃口）。他們以酒瓶中較輕柔、較容易吞嚥的東西取代堅硬的食物。

影響吞嚥能力的情形有很多種，例如「如梗在喉」或是扁桃腺發炎造成的喉嚨痛，都會使我們覺得「無法再吞下任何東西」。這些病人最好能自問：「我目前的生活中，有什麼是我無法或不願吞下的？」。還有一些少見的吞嚥問題，比如有一種是大口吸氣所造成的，叫「氣體吞食症」（亦即吃空氣的意思），這些人的問題顯而易見，他們是沒有準備好吞嚥或吸收某種東西，但還假裝願意，所以會吞下空氣。這種經過偽裝的抗拒吞嚥，之後會因為嗝氣或從肛門排氣（放屁）而顯露出來。

噁心和嘔吐

吞下食物以後，還是可能「難以消化」，好像「石頭在胃裡」似的，石頭就像果核一樣象徵問題（俗語說「絆腳石」）。我們都知道問題會「使內臟翻騰」而破壞胃口，我們的胃口和心理狀況非常有關，許多諺語反映出心理和身體間的類比，例如：「我對它沒胃口」、「我一想到它就覺得反胃」，甚至「我一看到他就覺得噁心」。噁心表示排斥某種我們不想要的東西，而造成「胃不舒服」，任意大吃也會造成噁心，這不只可以應用到身體層面，腦袋也會因為一下裝太多不適合的東西，而覺得「無法消化」。

噁心到頂點就會嘔吐食物，這個過程使我們擺脫自己不想要、尚未準備去吸收的所有東西和觀念。嘔吐是強烈表達抗拒和拒絕的意思，就好像猶太畫家李伯曼（Max Liebermann）針對一九三三年後的政治和藝術狀況曾說：「我想吐出來的比能吃進去的還多。」

嘔吐就是拒絕接受，這種關聯在懷孕時的晨吐表現得很清楚，代表潛意識對發育中的孩子有某種程度的拒絕，或是表示不那麼想接受男性的精子，進一步引申的話，晨吐也可能是表達對自己女性角色（當母親）的排斥。

胃

如果食物沒有被吐出來的話，就會到達胃部。胃的基本功能就是接受，它接受一切外來的東西，接受一切需要消化的東西。接受的能力需要開放、順從和意願（獻身精神），胃的這個特質代表女性角色。就好像男性原則的特徵是活動和散發能量的能力（火元素），女性原則表達的是接收、獻身、敏感、接受和包容的能力（水元素）。在心理層面上，女性元素具體表現出感受力和普遍的感受世界（注意，是感受，不是情緒！），如果意識驅離感受的能力，這個功能就會進入身體層面，就是胃，於是胃不只要接受並消化物質食物，也包括心理的感受，這不只是「透過胃來贏得男人的心」，我們還有「各種內心感受」（**gut feelings**，直譯為胃的感受）、「吞噬內心」，最後會造成「經常擔心的人」（**worry-guts**，直譯為擔憂的胃）。

除了接受的能力，胃還有一個屬於男性特質的功能：製造和分泌胃酸。酸會侵襲、腐蝕、灼傷、分解，無疑是具有攻擊性的。當事事不順時，我們會說「心酸」。如果無法有意識地處理煩惱的感覺，或是將之轉化成徹底的攻擊性行為，就必須「吞下怒氣」，這時我們的攻擊性和怒氣就會以胃酸的形式在身體裡表現。胃進行酸性作用以消化和分解純心理的感受，這個困難的工作會使我們噯氣打嗝，提醒我們最好不要吞下這些感受，把胃留給真正需要消化的食物。換句話說，會出現胃酸只是因為它需要被表達出來。

有胃病的人的問題就在於此，面對激怒他們的事，或是自己的攻擊性衝動時，他們缺少有意識的適應能力，所以無法靠自己解決衝突和問題。這種人要不是完全不表達自己的攻擊性（「吞到肚子裡」），要不就是展現過強的攻擊性：可是這兩種極端都無助於適當的解決問題，每個人都知道，對於已不舒服、酸液分泌過多的胃來說，很難接受沒有好好嚼碎的食物，而咀嚼是表現攻擊性，缺乏攻擊性咀嚼行為的結果，就是把表現攻擊性的任務轉交給胃，因此胃會製造過多的酸液。

胃病患者是不願進入衝突的人，他們會不自覺地渴望沒有衝突的童年世界，他們的胃渴望流質食物，這些患者也會對食物精挑細選，要一再過濾篩選，證明這些食物無害才行，所以食物裡不會有需要咬的硬塊，問題全都篩選掉了。胃病患者不能容忍未加工的食物，他覺得這種食物太粗糙、太原始、太危險了，所有食物都要煮爛（攻擊性的處理），然後他們才敢冒險一嘗。全麥麵包、所有辛辣、調味過的食物、酒、咖啡、尼古丁和甜食，對胃病患者來說，也都太具刺激性而不能吃。他的生活和飲食好像需要完全沒有挑戰。胃的酸度會導致壓迫感，以致於不能吃任何增加壓力的東西（不能接受任何新觀念）。

服用制酸劑通常會造成嗝氣，而有舒解的感覺。嗝氣是對外界表達攻擊性，這是一種放氣出來（擺架子）的方式，可以減少內在的壓力。正統醫學也會使用鎮靜劑（例如，煩寧〔valium〕），為的是同樣的作用。藥物的作用是打斷心理和生物化學間的關係（所謂心理——內臟分離法），在嚴重的病例甚至會以手術的方法來達到這個目的，比如為潰瘍病人切除負責酸液分泌的特殊神經（迷走神經切除術）。這些傳統醫學的方法會打斷感受和胃之間的連結，於是胃就不必消化以身體形式表現的感受。自從巴伐洛夫（Pavlov，一八四九—一九三六，蘇聯生理學家，獲一九〇四年諾貝爾生理獎）的實驗以來，心理和胃分泌間的關聯就是眾所周知的事。（巴伐洛夫在餵食狗時，同時伴隨鈴聲，誘發所謂的條件反射，之後，僅用鈴聲就足以引發狗的胃分泌，而不需要看見食物。）

這種使我們的感受和攻擊性不向外發出，而轉向自己的傾向，最後會造成胃潰瘍的生長（雖然並沒有腫瘤，但會穿透胃壁）。所謂胃潰瘍就是消化胃壁本身的結果；換句話說，就是我們「把自己消化掉」，可以形容成「活剝自己的皮」。胃病患者需要學習去察覺自己的感受，有意識地掌握自己的衝突，並消化外來的觀念。胃潰瘍患者不但需要察覺，也需要承認自己對嬰兒式依賴與母性安全感的渴望，以及對被愛、被照顧的渴望，即使這些欲望被隱藏在獨立、能力和自大的表象之後也是如此（俗諺說「要吞下自己的驕傲」，意譯為「忍氣吞聲」）。胃會以這種方式說出真話。

★如果你有胃病或消化的問題，最好能自問下列問題：

1. 我不能或不願嚥下什麼事情？
2. 有什麼事會吞噬我的內心？
3. 我是否能好好處理自己的感受？
4. 我對什麼事情感到惱怒？
5. 我怎麼調適自己的攻擊性？
6. 我刻意避免衝突到什麼程度？
7. 我內心是否渴望沒有衝突的兒童時代，那時我什麼也不用付出，就能擁有愛和照顧，而不需要憂慮任何事情？

小腸與大腸

小腸的作用是把食物分解（分析）成各種成分，然後加以吸收。此處最令人驚訝的就是小腸與大腦的相似，兩者都有相同的工作和功能：大腦消化非物質層面的觀念，而小腸消化各種不同的物質食物。小腸的疾病表示我們可能太偏向分析，因為小腸工作的本質就是分析，把東西分解開來而得到細節詳情。**有小腸疾病的人大多會傾向於過度分析和喜好批評**：他們總是能挑出錯誤。小腸也是很好的指標，可以看出我們是否對生存抱持任何恐懼，因為小腸能利用食物，可是過於強調利用事物，就表示擔心自己的生存，害怕東西不夠用，害怕會餓肚子。在極少的情況下，小腸的疾病會指出相反的問題，就是批評能力不足，這通常是胰臟分泌不足造成所謂脂肪糞時所代表的狀況。

與小腸有關的最常見症狀就是腹瀉。民間有這種說法：「他嚇得屁滾尿流」或是「他嚇得拉在褲子上」，事實上，「大便」代表恐懼，所以腹瀉表示有某種與恐懼有關的問題。我們覺得害怕時，就不會再花時間去分析外來的觀念，而是未經消化吸收地任其排泄而出。我們退縮到安靜、孤獨的地方，讓事情自然地發展，在這過程中，我們會喪失大量水分，水分象徵彈性，如果我們想擴展自我侷限而令人焦慮的範圍，並克服恐懼，就需要彈性。我們已經討論過，恐懼總是與緊繃和限制有關，治療恐懼就需要放下和擴展，並成為有彈性、不強求的人。所以腹瀉的治療就是給予大量的水分，病人得到所需要的流動性，得以從蜷縮的現狀限制擴展開來。不論是急性或慢性腹瀉，都在告訴我們是害怕的，過度焦慮的緊握事情不放：它教導我們放下，讓事情自然地發展。

當食物到達大腸時，消化的過程已經完成，大腸只負責吸收食物殘渣中的水分。大腸最常見的問題就是便秘。自從佛洛伊德以降，精神分析就把排便詮釋成給予和慷慨的行動。糞便的象徵意義與金錢有關，從一些說法就可以清楚得知，比如俗語把糞便說成「黃金萬兩」，還有不拉屎只排出金幣的驢的故事，德國民間傳統也認為不小心踩到狗糞代表會有意外之財，而英國民間也認為被鳥糞打到代表好運氣。光是這些說法就足以說明金錢和排泄物間的象徵性連結，以及排泄動作和給予東西間的象徵性關聯。所以，**便秘表示不願意給出東西**，想要緊抓著不放，其問題就在於貪婪。便祕是當前很普遍的症狀，大部分人都有過便秘的情形，它顯示我們對物質的東西抓得太緊，無法放下物質層面的東西。

不過，大腸還有一個重要的象徵意義。就好像小腸對應到意識中的分析思考一樣，**大腸也反映出潛意識**（黑暗世界），潛意識一直被象徵為死人的國度，大腸就類似「死人的國度」，因為大腸中的物質都不能帶來生命，它也是發酵的地方，發酵是腐爛和死亡的過程。如果大腸是潛意識（黑暗面）的身體象徵，糞便就相當於潛意識的內容。至此我們可以清楚看出便秘的一個意義：害怕讓潛意識的內容顯露出來。**便秘代表企圖關緊潛意識、壓抑鎖在裡面的內容**。心理觀念存在我們裡面，我們無法將之拋棄，便秘的病人無法丟掉這些內容，所以心理治療首先就是要藉著便秘的類比，讓潛意識的內容顯露出來。便秘表示我們很難給予和放下，表示我們抓著物質的東西和潛意識的內容不放，不願意攤在陽光之下。

潰瘍性結腸炎是一種大腸的發炎疾病，開始是以急性發作，後來會變成慢性，症狀包括腹痛和糞便中帶血與黏液（slime），一般的說法在此又顯示出身心的關聯，我們都認識一些馬屁精（slimy），他們會為了奉承而「舔我們的屁股」，犧牲自己的人格、放棄自己的生活，只為了別人而活。藉著「舔我們的屁股」，實際上他們與我們象徵性地連結起來。血和黏液都是活的物質，是生命的原始象徵（許多初民的神話都談到所有生命都是源於黏液）。失去血和黏液的人是害怕了解自己生命和人格的人。畢竟，要活出自己的生命，需要從自己的立場來面對別人，這種立場無可避免要承擔某種程度的孤立（因而喪失與別人的共生），而這正是潰瘍性大腸炎病人最害怕的情形，他們因為害怕而不斷從大腸中「流出血來」。藉由大腸（和潛意識），他們犧牲象徵自己生命的血和黏液。唯一能幫助他們的，就是讓他們了解人必須接受自己生命的責任，否則就會喪失生命。

胰臟

胰臟也與消化有關，它有兩種功能，外分泌的部分會產生重要的消化液，其活動顯然是攻擊性質，內分泌的部分是稱為蘭氏小島的細胞群，會製造因素林（胰島素），這些細胞的分泌不足時就會產生糖尿病的症狀。糖尿病（diabetes）這個字來自希臘文的動詞「diabeinein」，意思是「扔過去」或「通過」。過去糖尿病也被稱為「尿中有糖」，就是「糖分流失」的意思，根據前述關於食物的象徵，可以把「糖分流失」轉譯成愛的流失（或失敗）。糖尿病人因為缺少胰島素，無法吸收食物中的糖分：糖分直接從尿中排出。只要以「愛」這個字取代「糖」，就幾乎可以總結糖尿病人的一般問題。甜食只是其他「甜美之事」的代替品，甜美的事可以使生命甘甜。在糖尿病人享受美事的欲望背後，同時也有無法吸收糖分進入體內細胞的問題，這代表被愛的欲望未得滿足，以及無法充分地接受並吸收愛。糖尿病人必須靠「食物代替品」而活，以此取代自己真正想要的東西。糖尿病會導致全身過度酸化，甚至造成昏迷。我們已說過酸象徵攻擊性，我們一再遇到愛和攻擊性（糖和酸）之間的對立，在神話中則是愛神和戰神間的對立。身體警告我們，缺少愛的人會變酸，更直接地說，就是缺少寬容的人，自己就會成為不被寬容的人。

只有能給予愛的人才是能接受愛的人，可是糖尿病人付出的愛卻像尿中未經吸收的糖。那些還未準備好付出的人，就會有糖分自行流失的情形（以糖尿的方式流出）。糖尿病人想要愛（甜食），卻不肯主動得到（「我真的不能吃甜食」），於是更加渴望（「我好喜歡，可是不行！」），卻因為沒有學會愛自己而無法得到愛，所以錯過愛：因為無法吸收而把糖排出。這種結果並不令人感到意外……

肝臟

肝臟是具有許多功能的器官，討論起來並不容易。肝臟不但是人體最大的器官，也是中級代謝的主要器官，可以說是身體的實驗室。以下簡述肝臟的重要功能：

一、貯藏能量：肝臟會製造肝醣（澱粉），並加以儲存（能量可以高達五百仟卡），我們所吸收的碳水化合物也會在此轉化為脂肪，並貯存在身體的各個脂肪組織。

二、生產能量：肝臟可以將從食物吸收的胺基酸和脂肪轉製成葡萄糖（能量），所有脂肪都可以在肝臟中透過這個方式燃燒產生能量。

三、蛋白質的處理：肝臟不只能分解蛋白質，也能合成新的蛋白質，所以肝臟是動物性和植物性蛋白質（來自食物）與人類蛋白質間的轉換站。其實每一種蛋白質都很不一樣，可是組成蛋白質的胺基酸卻是相同的（以類比的方式來看，各式各樣的房子〔蛋白質〕都是由相同的磚塊〔胺基酸〕建造的）。植物、動物和人類蛋白質的個別差異是出於胺基酸不同排列順序的結果，這種排列順序的密碼在之中。

四、解毒作用：外來的毒素和人體產生的毒素，都是在肝臟失去活性，成為可溶解的物質，然後從膽囊或腎臟排出。除此之外，膽紅素（血紅素分解後的產物）也必須在肝臟中改變成可以排出的形式，這個過程受到阻礙時就會造成黃膽。最後，肝臟還會合成尿素，然後經由腎臟排泄。

先從上述的最後一點——解毒作用，開始談肝臟的象徵性詮釋。肝臟能解毒的前提是擁有鑑別和評估的能力，如果不能分辨有沒有毒性的話，就無法解毒。所以**肝臟的疾病就代表評估功能有問題**，對何者有用、何者有害出現錯誤的判斷（無法區分食物和毒素）。只要我們能分辨何者對我們是有益的，我們能處理、消化的分量有多少，就不會有「過量」的問題。肝臟會生病就是過量所造成的：過多的脂肪、飲食過量、喝太多酒、服用太多藥物等等。生病的肝臟顯示我們接受的量超過自己所能處理的程度，它是一種跡象，顯示沒有節制的情形、過度膨脹的觀念和過於崇高的理想。

肝臟是供應能量的場所，所以肝病患者喪失的正是能量和生命力。他們失去性能力，吃喝都覺得索然無味，喪失表現內在生命的所有興趣——症狀以這種方式來矯正他們的主要問題：過量。這是身體對毫無節制的情形與自大妄想的反應，教導他們放下過多的量。

因為無法製造正常的凝血因子，出血時不易凝固，所以生命之血就流失了。病人從肝病學會謙遜、耐心和節制（在性與吃喝方面），肝炎病人的情形可以生動地描繪出這種過程。

除此之外，肝臟還強烈地象徵哲學和宗教的部分，這一點在乍看之下，可能很多人覺得很難理解，容我們回顧一下合成蛋白質的過程。蛋白質是所有生命的基本結構成分，由胺基酸所組成，肝臟會藉著改變胺基酸分子的空間排列，從食物中動植物的蛋白質製造人類的蛋白質。換句話說，肝臟改變吸收進來的基本材料（胺基酸）的排列，導致演化上的躍進，從植物界和動物界變成人類。可是，雖然有演化上的躍進，基本材料的本質仍然受到保留，而維持了人與源頭的關聯。所以蛋白質的合成可說是大宇宙的演化在小宇宙中的完美寫照。透過重新安排與改變完全相同的「原始材料」的排列型態，而創造完整且無窮的種種形式。由於原料本身並沒有改變，所以每一件事之間都一直保持連結，正如古語所說：「一包含一切，一切包含一」。

Religio的意思是「退回去結合起來」，這個字可以表達這種認識（譯按：religio是拉丁文，原指天主教把教規與公開誓言結合起來，此字與religion〔宗教〕有關），宗教尋求的就是讓我們與源頭（一切的一）重新連結起來，並藉著了解使我們與合一分開的種種差異只是一種錯覺（幻象），而重新發現這種連結，知道種種不同的安排（型態）都是出於一個共同的本質。所以，只有發現世界種種形式只是錯覺的人，才能找到回歸的路。肝臟的運作就是發生在「許多」與「一」兩極之間的張力。

★如果你有肝臟的問題，要自問下述問題：

1. 我對哪些部分會喪失準確評估和判斷的能力？
2. 我在哪些方面無法區分何者對我有益、何者有害？
3. 我在哪些地方接受過多東西？我的目標過高到什麼程度（自大妄想！），而超過了限度？
4. 我是否適當尊重自己與源頭的連結，還是世界的多樣性妨礙了我的洞察力？在我的生活中，哲學的考量所占的分量是否太小？
5. 我是否缺乏信心？

膽囊

膽囊收集肝臟製造的膽汁，如果膽管阻塞的話（常見於膽結石的情形），膽汁就無法流入消化系統。從俗語可以看出膽汁（或膽囊）相當於攻擊性，我們會說：「他竟然有膽罵我！」（惡向膽邊生），我們會用膽汁體質（choleric）來形容暴躁的人，就是根據膽汁鬱積造成攻擊性的說法而來的。

膽結石較常發生於女性，而男性較常發生腎結石。而膽結石的發生率，在已婚育有兒女的女性，又比未婚女性高出許多。這些統計數據使我們的詮釋更形容易。能量需要流動，如果無法流動，就會造成阻滯，當能量找不到出路時，就會凝結起來。體內的沉澱和結石都代表凝結起來的能量，膽結石是固化的攻擊性。（「能量」和「攻擊性」幾乎是完全相同的概念。在此必須了解，類似「攻擊性」這樣的字眼並沒有負面的含義，我們需要攻擊性，就好像我們需要膽汁或牙齒一樣。）

所以，已婚有子女的婦女罹患膽結石比例很高的情形，就不令人訝異了。對這些婦女而言，家庭是一種不讓她們自然釋放能量和攻擊性的結構。她們無法置家中的事於不顧，於是這些事就成為義務，以致於她們的能量全都凝結、固化了。病人在腹部絞痛時，會做出平常沒有勇氣做的事，藉著劇烈的動作和大聲喊叫，使壓抑的能量重新流動。我們再次看到，疾病使我們誠實！

神經性厭食症

在消化這一章結束前，我們要討論一種典型的身心疾病，這種病既獨特又危險（百分之二十罹患此病的女性會死於此病！），就是神經性厭食症。雖然每一種病都有幽默而諷刺的部分，可是這個病特別生動：病人因為不想吃而拒絕吃東西，即使因此而死，也不覺得自己有病。這真是非同小可，家屬和醫生通常很難寬容地接受這種情形，大多會焦急地試圖說服病人相信吃飯和活下去的好處，因為愛病人而要他住院、強行餵食。（無法欣賞這種幽默的人，必然不是生活舞台中滑稽劇的好觀眾）。

神經性厭食症幾乎都發生在女性，可說是典型的女性疾病。病人大多是青春期女性，有獨特的飲食習慣，或說是不吃的習慣，她們拒絕接受食物的動機就是想要保持苗條（部分是有意的，部分是出於潛意識的）。

嚴格拒吃任何東西可能會轉向相反的極端：當她們獨處而且不會被人看見時，立刻開始狼吞虎嚥大量食物，她們會在半夜清光冰箱，吃完所有看得到的東西，可是又不願意把食物吃進去，所以又會全吐出來。她們會想出各種詭計來欺騙身邊著急的人，讓人搞不清楚她們的飲食習慣，所以很難清楚知道她們到底有沒有吃東西，不知道什麼時候會滿足腹欲，什麼時候不會。

可是，當她們真的進食時，所喜歡吃的東西卻根本算不上是食物：檸檬、青蘋果、酸生菜，都是幾乎沒有營養價值、低熱量的東西。除此之外，這種病人通常還會用通便劑或瀉藥，以盡快確定能排出吃下的那一點點東西。她們也有強烈的運動需求，為了減掉自己從來就沒有的脂肪而進行長距離的散步。這些病人還會表現出過度的利他行為：常常為他人精心烹調。為他人做菜、招待他們、在他們吃飯時伺候他們，只要不強求病人一起吃，她們對這一切都覺得無所謂。可是她們也非常需要獨處，有隱避起來的傾向。月經周期常會停止，或是有月經方面的問題和困擾。

總結**神經性厭食症的症狀，可說是一種過度的禁欲主義理想**，在這種現象背後就是由來以久的精神與物質、上與下、貞潔與肉欲本能的衝突。食物的任務就是滋養身體，也滋養了形式世界，厭食症病人拒絕食物，其實是拒絕物質性和身體的所有需求。厭食症病人的真正理想遠超過食物的層面：她們的目標是貞潔和靈性，她們想要的是完全脫離身體的束縛，在意的是徹底逃避性欲和本能，目的則是禁欲無性的生活。要達到這些目的，就必須盡可能保持苗條，否則身體出現的曲線會顯示她是女人，而厭食症病人正是不願意當女人。

這種病人不但害怕豐滿的女性外形，更怕肥胖的腹部會提醒自己懷孕的可能。她們排斥自己的女性特質和性欲，也會表現在沒有月經的情形上。厭食症的最高理想就是摒除一切物質，摒除一切與低下肉體有關的東西。

基於禁欲的理想，厭食症病人完全不認為自己有病，也完全不能了解各種照顧身體的治療方法，因為這正是她們急於疏遠的。所以她們會聰明地利用越來越機巧的花招逃避各種強迫餵食的企圖，偷偷地丟棄所有食物。她們拒絕所有幫助，決然地追求自己的理想，把每一件事都精神化，脫離所有肉體的考量。她們根本不怕死亡的威脅，因為她們害怕的正是生命。她們害怕每一件渾圓、不定形的東西，害怕女性的、生育的、本能的和性欲的事情，也害怕親密和溫暖，故此厭食症病人也不願與人聚餐。圍坐桌邊一同撕麵包的景象，在所有文化中都是行之以久的儀式，使人得到親密和溫暖，可是厭食症病人卻對這種親密充滿恐懼。

這種恐懼是在她們的陰影世界中滋生的，意識層面小心避開的所有主題，都潛藏在她們的陰影中，熱切地等待現身的機會。厭食症病人對生命有極大的渴望，渴望到她們恐懼自己會被完全淹沒，而要以症狀行為來試圖將之根除。可是一次又一次，她們發現自己被渴望和貪婪所侵襲，於是非常焦慮地抗拒和壓抑，開始在暗中大吃大喝，卻又為了這種「脫軌行為」感到內疚，於是又把食物嘔吐出來。所以，厭食症病人一直在貪婪和禁欲、飢餓和克己、自我中心和自我犧牲的衝突間搖擺，無法找到快樂的平衡。在處理這種病人時，很快就會發現，在利他行為背後，一直深藏著利己的目的，她們偷偷渴望能被重視，並藉生病來強行索取別人的關愛。拒食的人馬上就能得到前所未有、控制別人的權力，因為別人會著急絕望地認為自己有義務要病人飲食並生存下去，連小孩都知道，用這種伎倆可以萬無一失地指揮家人。

強迫進食無法幫助厭食症病人：能做的是幫助她們誠實面對自己。病人必須發現並接納自己的貪婪、對愛與性的渴望、她們的自我中心與女性特質，以及這些主題帶有的本能和肉體性質。她們必須了解，並不能藉抗拒或壓抑來超越世俗物質的範疇，只有將之整合、真實地活出來，才能加以轉化。從這一面來看，許多人都可以從厭食症的症狀學到功課。並不是只有厭食症病人，才會以頭頭是道的哲理來壓抑肉體令人困擾的要求，以活出「潔淨」、「屬靈」的生活。我們太容易忽略禁欲主義其實常常投射出我們的陰影：這個陰影就是……貪婪。

12 感覺器官

感覺器官是知覺的入口，我們透過感覺器官才能與外在世界相連結。它們是我們的靈魂之窗，使我們最終能認識……自己。因為透過感覺器官知覺到的外在世界，以及我們所堅信為無可置疑的現實，其實根本就不存在。

容我們一步一步地盡力解釋這個全面性的主張是怎麼來的。我們的知覺過程是怎麼運作的呢？每一個感官知覺的行動都可以歸納為一段訊息，而訊息就是在粒子層次的振動改變的結果，例如一根鐵棍，我們可以看見它是黑色的、察覺金屬的冰冷、聞它的特殊味道，並感覺它有多麼堅硬。如果以本生燈加熱，就會發現鐵棍的顏色變成亮紅色，感覺到它散發出的熱度，還可以檢測它原本沒有的柔軟度。這是怎麼回事？我們只是把能量加在鐵棍上，結果粒子移動的速度變快，進而改變我們的知覺，而將之描述為「紅色」、「熱」、「可彎曲」等等。

從這個例子可以清楚看出，我們整個知覺過程是根據粒子的振動和頻率的改變。粒子撞擊到感覺器官的特殊接受器，引發反應，然後以電化學反應的神經衝動傳導到大腦，在大腦產生複雜的映像，被我們稱之為「紅色」、「臭的」等等。進入的其實是粒子，出來的卻是複雜的知覺型態，在兩者之間只是我們的處理過程。可是我們卻以為意識根據原本的粒子所組成的複雜映像，真的獨立存在於我們之外！這是我們的錯誤所在。事實上，「外在」除了粒子以外，什麼也沒有，我們卻完全沒有察覺到粒子。雖然我們整個知覺都是根據粒子，卻無法感知到這些粒子。我們四周圍繞的實際上只是主觀的映像。沒錯，我們假設別人（這些人真的存在嗎？）和我們感知到相同的事物，因為他們以同樣的字眼談到所感知的東西，可是，在用到「綠色」這個字時，沒有任何兩個人可以確定大家真的看到同樣的東西。我們永遠是完全孤獨的，被自己的映像環繞，卻極力逃避，不願面對這個事實。

這些映像非常逼真，就像夢中的影像一樣逼真（事實上，兩者是一樣的），只要我們還沒醒來，就會覺得這些影像是真實的。可是，有一天，我們終究要從持續不斷的白日夢中醒來，發現我們以為如此真實的世界竟然化為烏有，成為幻像、錯覺，是擋在我們與真相之間的帷幕。聽到我們的說法，當然會有人反駁，認為即使我們感知的外在世界並不存在，但就算只有粒子，也必然存在某種「外在世界」。可是這種看法也是假象，因為在粒子的層面，「我」和「非我」、「內在」和「外在」之間並沒有區別，我們無法說一個粒子是我的一部分，還是屬於圍繞我的世界，在這個層面並沒有界限，在此所有就是一。

古老的祕傳教誨「小宇宙＝大宇宙」，表達的正是這個意義，這裡的等號具有數學上的精確性。「我」是一種錯覺，只存在於心智的人為界限，除非我們學會放棄「我」，發現我們如此恐懼的孤獨性，否則無法達到全有的一。可是，達到這種合一的路徑是漫長而疲累的。把我們與感知到的物質世界連結起來的，就是我們的五種感官，就好像耶穌被釘在物質世界的十字架時有五個傷口一樣。只有自己接受十字架，將之轉成「靈中重生」的工具，才能克服它。

我們在本章開頭說到感覺器官是靈魂之窗，藉此知覺到自己，所以我們稱為環境或外在世界的東西，其實是我們靈魂一連串的反映。鏡子使我們能更清楚地觀察、認識自己，透過鏡子的反映會顯示出原本自己看不到的部分，所以圍繞著我們的明顯世界是認識自己之路最不可思議的輔助工具。既然我們在鏡中看到的並不都是討人喜歡的部分（因為我們也會看到自己的陰影），所以我們會很在意地區分自己和「外在」的差異，而堅持某些東西「與自己無關」，但危險就在其中，我們把自己的本質投射到「外面」，相信自己與該投射是無關的，於是忽略了要把投射接受回來，所謂「社會工作」的時代於焉開始，每個人都去幫助別人，卻沒人想到要幫助自己。在走向自我認識的路上幫助自己，就需要看見自己在「外在世界」的迴映。如果我們想再度成為完整，就需要把自己的投射重新吸收到自己裡面。猶太神話中創造女人的意象說明了這一點。從完整、兩性合一的人亞當中，移除一側（舊譯為「肋骨」）變成形式上獨立的人，從此亞當缺少了自己的一半，將之當成與他相會的「另一半」。他成為不完整的人，除非與他失去的部分重新結合，否則無法成為完整，但這只能透過外在世界才能實現。如果在我們生命的歷程中，逐漸忽視自己需要與感知到的「外在世界」重新整合的話（因為迷人的錯覺，以為「外在」與我們無關），那我們在覺察之路上，就注定會逐漸喪失任何成長。

「覺察」在於接受全部真理，要達到這個目標，我們就要從感知到的每一件事來認識自己。如果忘記這一點，身為靈魂之窗的感覺器官就會逐漸模糊遲鈍，逼使我們把知覺針對內部。感覺器官越是不能適當發揮作用，我們就越會學到向內看、往裡聽、傾聽內在的聲音，我們被迫反映出自己，於是再度「醒悟過來」（字面意義為「得到自己的感覺」）。

有一些特殊的冥想技巧能使我們自發地「得到感覺」。以十指關閉所有察覺之門（耳朵、眼睛和嘴巴），然後冥想相對應的內在感官印象，經過幾次練習，就能感覺到聲音、顏色和味道。

眼睛

眼睛不只能接收印象，也能傳出訊息，因為從眼睛可以看出一個人的情緒和感受。所以我們會搜尋別人的眼睛，試圖看入人心，了解他們想說的話。眼睛是靈魂的鏡子。同樣的，眼睛會流淚，把內心向外呈現出來。虹膜診斷學到現在還只是把眼睛當成身體的鏡子，可是我們也能從眼睛了解一個人的個性和人格，所謂「下流的目光」和「邪惡的眼神」，都顯示眼睛不只是接受事物的器官，也能讓內在的事物流露出來。當我們向某人「丟一個眼色」時，是以主動的方式運用眼睛。自愛也常被說成自負，這表示無法看清現實；在這種情形下，太容易對自己有錯誤的印象，因為「愛是盲目的」，即使事實並不那麼「引人注目」，也是如此。

眼睛最常見的問題就是**近視**和**遠視**，近視主要影響年輕人，而遠視主要影響老年人。這種區隔顯然是有意義的，因為大部分年輕人只看得到當前的環境，而缺乏展望和深刻的視野。相反的，老年人較容易後退一點，看得更長遠，同樣的，老年人的記性不好，容易忘記最近的事件，卻能憶起很久以前的細節。

近視是主觀性太強的特徵，近視的人看每一件事都只「透過自己的眼睛來看」，或是如德語所說的「透過自己的眼鏡」，而以為每件事都與自己有關，他們「只能看見自己的鼻尖」，而這麼狹礙的視野是無法帶領他們認識自己的。這就是真正的問題所在，因為我們如果想認識自己，就需要把每一件事看成與自己有關的，可是陷入主觀時，這個過程就會退化到相反的一端，也就是說，那些人雖然認為每件事都與自己有關，卻拒絕從中看見或認識自己。他們主觀的方式只是要採取一種清白而受辱的態度，或是採取某種防衛反應，而無法看見自己的投射。

近視顯露出這種誤解，它逼使我們更貼近地去看自己，使我們最清楚的視力集中在眼前，靠近自己的鼻端。在這過程中，近視以身體的形式顯示出我們高度的主觀性，卻又想促進自我認識。真正的自我認識需要脫離自己的主觀性，如果我們看不見（或是看不清楚），最有用的問題就是「我為什麼不想看清楚？」答案必然在於「我自己」。

我們拒絕看見自己的程度有多少，可以很容易從眼鏡的度數看出來，眼鏡就好像義肢一樣，所以是一種欺騙，我們用眼鏡，就是以人工的方式合理地調適環境，然後表現得好像每一件事都完全正常的樣子。用隱形眼鏡就是更強烈的欺騙，把自己「看不清楚」的事實掩蓋起來。如果一夜之間，把每個人的眼鏡和隱形眼鏡拿掉，想想看會發生什麼事情！

我們會突然了解人到底是怎麼看世界的，更重要的是，會體驗到自己看不清事物到何種程度。也許有些人會「不再堅持己見」，而開始以更清楚的眼光來看事情。如果我們不能看清事物，怎麼能得到真正的洞識呢？

老人根據自己的生活經驗而發展出智慧和遠見，可惜許多人只把自己的遠見表現在物質層面，就是看到較遠的東西。相反的，色盲會使我們看不見生活的色彩和變化，有色盲的人會把每件事都看成灰色的影子，並習於消除所有差異，也就是說，他們是沒有趣味（無色）的人。

就像所有發炎的情形一樣，**結膜炎**說出我們的衝突，它造成眼睛的疼痛，只有閉眼才能減輕疼痛，因為病人不願看見某種衝突，所以閉上眼睛。

斜視

看東西時，我們需要兩眼的影像才能有立體感，在此我們又看見整個對立的法則。我們需要兩個視角，才能看見整體。可是，如果視力的一軸無法與另一軸協調，就會導致斜視：兩眼的視網膜接受到兩個不一致的影像（複視），為了避免看見兩個分散的影像，大腦會「下定決心」完全過濾掉其中一個影像（也就是斜視那隻眼睛的影像），結果只靠一隻眼睛來看，另一隻眼睛的影像並沒有傳遞到大腦裡，所看到的每個東西都是平面的，喪失掉立體感。

對立性也是如此，我們必須能看見一個影像的兩極（例如光波和粒子，自由意志和命中註定，善與惡），如果做不到，兩個影像就會彼此衝突，於是關閉掉兩種看法之一（藉著壓抑），而成為單眼的視力。斜視的人只使用一隻眼睛，第二眼的影像被大腦壓抑掉，導致喪失立體感，而只有片面的觀點。

白內障

白內障病人的晶狀體變混濁，使得視力不清，不再能看清事物。雖然我們無法「看清事物」，但它們仍然有「尖銳的稜角」，可以傷害我們。我們藉著模糊的影像，想使危險的銳角不再鋒利，世界看起來也失去了傷人的危險。模糊不清的視力代表自己與周遭的世界疏離，結果也遠離真正的自我。白內障就好像拉下「窗簾（字同失明）」一樣，不願意去看那些不想看的部分，它像眼罩一樣蓋住眼睛，甚至會導致失明。

青光眼

青光眼是眼內的壓力升高，使視野受到限制，最後會造成管狀的視野，病人好像透過護目鏡來看世界一樣，看不見較廣的景象，事實上，他們只看得見自己想看的部分現實，背後是未流出淚水代表的心理壓力（透過眼壓升高而壓抑淚水）。

失明

這是不想看的最極端形式。對大數人來說，喪失視力可能是降臨身體的最悲慘失落，我們以比喻的方式說「好像瞎了眼」來形容悲慘的感覺。對盲人而言，不再有外在的投射面，而被迫向內看。身體的失明只是真正失明的終極表徵，就是意識的失明。

幾年前，美國有幾位年輕盲人因為新的手術技巧而恢復視力，可是他們並不快樂，事實上，大多數接受手術的人都覺得無法適應這個改變，無法適應世界。大家自然會試著從許多角度來分析、解釋這個現象，不過，從我們的觀點來看，唯一的重點在於：機械性的方法雖然可以改變身體的功能，卻無法移除症狀表徵的根本問題。除非我們能不再把每一種不利因素看成不受歡迎的困擾，而想盡快順利地移除或是補償，否則無法從問題中得到任何東西。重要的是讓問題擾亂我們習以為常的生活方式，讓它阻止我們固有的生活，以這種方式，疾病就會變成一條引導我們走向療癒的道路。在這條路上，即使是失明也能教導我們真正的視力，引導我們有更深的洞察力。

眼睛的問題

如果你有眼睛或視力的問題，第一步就是摘下眼鏡（或是隱形眼鏡）一整天，有意識地體驗完全未經掩飾的生活狀況，在一天結束時，寫下自己如何去看見和體驗事物、你能做的和不能做的是什麼、你覺得困難的是什麼、你如何適應周遭的一切。這種記錄可以提供你大量的材料，藉此更認識自己和周圍的世界。

★基本上，你也需要看下述問題：

1. 我不想看的是什麼？
2. 我的主觀性是否妨礙自我覺察？
3. 我是否忽略要在每一件發生的事上認識自己？
4. 我是否以所見之物來增加洞察力？
5. 我是否害怕完全看清事物？
6. 我能承受看清事情的結果嗎？
7. 我本質的哪一部分是我一直不願去看的呢？

耳朵

讓我們先仔細聽幾句與耳朵或聽覺有關的常用俗語，「打開耳朵」、「注意聽」（借某人耳朵）、「傾聽」（送某人聽覺）、「仔細聽」、「你聽見了嗎？」、「神啊！聽我的禱告」、「現在聽好」，這些話都說明**耳朵和接受、被動的觀念有清楚的關係，所以代表服從**。和聽覺相較，視覺是比較主動的知覺，所以主動不管或閉上眼睛，要比關上耳朵容易。聽的能力可以表達我們服從、柔順的程度。所以有時我們會問違反規定的小孩：「你聾了嗎？」聽力不好的人其實是不願聽命行事，聽不到是表示他們不想聽。拒絕聽別人的話或是接受別人的意見，顯示出某種自我中心，表示缺乏服從性、不願順從。噪音引發的耳聾就是這種情形，並不是大聲的噪音傷害耳朵，而是心理上拒絕噪音：不想讓它進來導致不能讓它進來。小孩常見的耳朵發炎和耳朵痛，大多發生在他們必須學習服從時的年齡。大多數老人都有某種程度的聽力不佳，這種情形就像視力不佳一樣，是老年人僵硬不能動的身體症狀，表示我們隨著年齡增長，越來越僵化、缺乏彈性。大部分老人會喪失適應性和彈性，而越來越不願聽別人說話。雖然上述的情形是老人的典型發展，但並不是必然的現象。年齡只是擴大原有未得解決的問題，就像疾病一樣使我們誠實。

突發性耳聾是指突然發生嚴重的聽力損傷，大多是單側，甚至造成完全聽不見，這種情形起源於內耳，之後可能也會影響另一耳。要詮釋這種情形，就要仔細察看發生這種情形時真正的生活處境，突發性耳聾是在呼喚我們傾聽內在的聲音。我們會耳聾只是因為長久以來「閉耳不聽」心裡的聲音。

★如果耳朵或聽力有問題，需要自問：

1. 我為什麼不願聽別人說話？
2. 我拒絕聽什麼人的話或是什麼事情？
3. 自我中心和順從這兩極是否在我心中達到良好的平衡狀態呢？

13 頭痛

直到近數百年，才有頭痛這個名詞：在較早的時代中，並沒有頭痛。特別是近年來，頭痛在文明國家的比例逐漸升高，百分之二十的「健康人口」有頭痛的問題。統計數據顯示女性罹患頭痛的比例較高，而「上層階級」有這種症狀的情形也過於普遍。一旦我們「絞盡腦汁」思考頭的象徵意義，就會發現上述的統計現象並不奇怪。頭與身體有明顯的對立關係，頭領導全身的構造，頭保持我們的方向，頭代表「上」，就好像身體代表「下」一樣。

一般認為頭代表智力、理性和思想的居所。「精神錯亂」（off their heads，直譯為「脫離頭」）的人是失去理性的人，我們可以「影響某人的思想」（turn one's head，轉動某人的頭），但不應該期望他們「保持頭腦冷靜」。感受就像愛一樣，是非理性的，自然會「沖昏我們的腦袋」，事實上，大多數人完全「沉迷其中、無法自制」（lose their heads，失去頭），如果不這樣的話，他們就會以「頭部痠痛」（sore head）告終！可是，當代還是有一些「頑固的人」（headstrong，硬頭），即使面對感受也要勉力使自己「保持理性」（keep their heads on their shoulders，「把頭保持在肩膀上」），就算是「白費力氣」（running their heads against a brick wall，以頭撞牆），也在所不惜。有些觀察者大膽地把這些人描述為「腦袋堵塞的笨蛋」（blockhead），可惜無法以某種科學方法來證實。

緊張性頭痛

開始時，是一種亞急性、廣泛的頭部疼痛，通常有一種壓迫感，會持續數小時、數天，甚至數週。這種疼痛似乎是血管壓力太高所致。一般說來，緊張性頭痛會同時伴隨頭部肌肉，以及肩膀、頸部和頸椎肌肉的強力緊繃。緊張性頭痛很常見於工作壓力過大的人，或是與升遷有關、使人過度努力的緊急情況。

「向上之路」很容易造成過度強調上極，就是頭部。在頭痛症狀的背後，常常發現驕傲的完美主義者，企圖嚴格執行自己的意志（而在過程中「以頭撞牆」），這些人太容易被驕傲和權力狂「沖昏了頭」，如果我們只注意頭部的世界，只接受並活出理性、合理、可了解的生活，很快就會喪失自己與下極的連結，下極是我們的根，能給我們腳踏實地的生活（讓我們的生活有真實的立足點）。我們變得「頭重腳輕」，可是身體及許多潛意識的功能，有長久的演化淵源，甚於理性思考的能力，後者屬於大腦皮質的發展，代表人類較晚期的成就。

人類有兩個主要的核心：心和腦（感受和思考）。現代文明把大腦的力量發展到相當的程度，以致於一直忽視心這個核心。解決之道並不在於貶抑思考、理性和頭腦。這兩個核心一樣重要，我們並不是要採納一方而反對另一方，我們的任務是努力達到平衡。

所以「下半身太重」的人和「頭重腳輕」的人同樣是不完整的，可是我們的文化太強調頭部的發展，以致於我們的下極嚴重不足。

接下來要面對的問題就是我們的智力活動是做什麼用的。大體說來，我們把理性思考的能力用來保障「我」。藉著因果思考，我們盡其所能確保自己越來越能對抗命運加諸於我們的事，以進一步擴展「我」的支配地位。可是任何這種努力都會以失敗告終，就好像巴別塔只能造成混亂一樣。頭部想要獨立並找出沒有身體、沒有心的道路，是不可行的。當思想與身體割離時，就失去了根源。科學的純理性主義者的思考方式，就是無根的例子，因為缺少與源頭的連結，失去了與 religio 的連結。只根據頭腦行事的人，攀升到令人眩暈的高處，卻沒有紮穩下面的根，難怪會覺得「頭暈目眩」，因為我們的頭會敲起警鐘。

在身體的所有部分中，對痛反應最快的就是頭。所有內臟都需要更大的變化，才會覺得痛，頭是我們最敏銳的警告系統。頭痛就是思想脫離軌道的確切信號，表示我們以錯誤的方式運用思考，追逐沒有把握的結局。當我們一開始無意義地沉思各種不存在的定局時，頭就會發出警訊。在物質存在的背景中，絕對沒有任何一件事是我們能保證的，事實上，每當嘗試這樣做時，只會使我們成為笑柄。

我們一直對完全不重要的事絞盡腦汁，以致於我們的「腦袋開始嗡嗡叫」。釋放這種張力是一種放鬆，其實就是放下的另一種說法。每當頭痛敲響警訊時，就是放下自己心胸狹礙的自利的時候，放下所有使我們向上的驕傲，放下所有頑固和「剛愎」（pig-headedness，豬頭），也是我們該把目光朝下、開始凝視根源的時候。長期服用止痛劑來遮掩這些警訊是無益的，這些藥物只是「拿脖子來冒險」、「把腦袋放在斷頭台上」罷了。

偏頭痛

根據布勞提根的說法：「偏頭痛是突然、大多偏一側的頭痛，可能伴隨視覺問題（比如對光敏感或是閃光），還有胃部或消化的問題，比如嘔吐或腹瀉。通常會持續數小時，發作的根源是沮喪和敏感的體質，偏頭痛發作的高潮會使人很想獨處，退到暗室或床上。」

和緊張性頭痛不一樣，偏頭痛會先造成大腦血管的收縮，然後極度擴張。偏頭痛的希臘文是 **hemikrania**（**hemi** 是半，**kranion** 就是頭顱），字面的意思是「半個頭」，直接指明偏重一側的思考就是偏頭痛病人的情形，緊張性頭痛的病人也會有這種情形。

凡是我們談到與緊張性頭痛的關連，也都適用於偏頭痛，但有一個重要的差別。緊張性頭痛的病人試圖把頭和身體分隔開來，而偏頭痛病人則是把身體的主題轉化到頭部，並試圖在這個層面實現這個主題：性欲。身體的工作被分配給頭部，這種轉移其實很有道理，因為生殖器官和頭部彼此間有類比的關係，畢竟這兩個部位包括了所有身體的開口。

開口在性欲中占有絕對重要的角色。（愛是「接受進來」，在身體層面就是由可以開口的部位來代表。）長久以來，民間就把女人的嘴巴和陰道（例如陰唇）、男人的鼻子與陰莖聯想在一起，並由一方來推想另一方。口交時，這種頭和身體相互交換的關係就更明顯了。頭和身體是對立的兩極，對立性的背後正是其共同點：在上正如在下。頭部常常代替下體，從臉紅的現象就可以看出來，在尷尬的處境時，幾乎多少都有性意涵的背景，血液衝到頭部造成臉紅，這時原本應該發生在「下面」的事，卻在較高的層面表現出來——正常的性興奮會造成生殖器官充血，使性器官漲大變紅。性無能也會把生殖器官的反應轉化到頭部，男人在性交時想得越多，越會喪失身體的性能力，而造成尷尬的結果。類似的轉化也可見於性生活不滿足而以大吃大喝來補償的人。許多人試圖藉著嘴巴來滿足愛的飢渴，當然永遠無法滿足。這些例子應該足以說明下身和頭之間的類比。偏頭痛的病人（女性多於男性）幾乎都有性方面的問題。

在談到其他關連時，我們已強調了好幾次，對任何範疇的問題，基本上都有兩種適應的方式，或是將之推開並壓抑之（防範於未然），或是極為誇張地表現出來。這兩種方式看起來很不一樣，其實是同一個問題的兩極表現。同樣的，偏頭痛病人或是完全禁絕性欲（「此事與我無關」），或是急於讓人知道其性生活非常多采多姿，兩者都表示有性方面的問題。拒絕承認問題，不論是堅持性「與自己無關」，或是「每個人都知道我沒有性問題」，都只會迫使問題進入頭部。

偏頭痛發作就好像頭部的高潮，兩者的情形類似：只是部位提高了。就好像性興奮造成生殖器官血流增加、在高潮時張力變成鬆弛一樣，偏頭痛時頭部血流增加，有一種壓迫感，張力逐漸增加，然後突然鬆弛（血管擴張）。各種刺激都能引發偏頭痛發作，包括光、噪音、壓力、天氣、興奮等等。其實偏頭痛有個特徵，就是在發作後，病人會享受到特別的幸福感。還有就是在發作的高潮後，病人會想躺在暗室的床上，差別在於只有獨自一人。

這些都表明偏頭痛與基本的性欲本質有關，患者還害怕在適當的層面與別人討論相關的問題。早在一九三四年，古特海爾（E. Gutheil）就在精神分析期刊中談到偏頭痛發作會在性交高潮後停止，有時甚至需要好幾次性高潮才能放鬆下來，而使發作停止。在我們的研究中，也發現偏頭痛病人附帶有消化問題和便秘的比例很高，換句話說，這種人把自己的下半身「關閉」了，他們不想看見潛意識的內容（排泄物），於是往上退入意識的思想中，直到頭痛為止。夫妻也容易用偏頭痛（其實常常只是一般的頭痛）當成不想要性交的藉口。

總結來說，我們發現偏頭痛病人的衝突是在本能和思想之間，在上與下之間，而企圖以頭部當成避難所，試圖以此來解決問題，但是他的問題其實完全要在其他層面（身體、性、攻擊性）才能得到表達與解決。即使是佛洛伊德也曾把思考描述成實驗性活動，我們容易認為思想比行動更不具危險性，比較沒有影響，可是思想的作用不在於取代行動，而是互相支持對方。身體是認識自己的工具，只有透過這種認識，我們各種不同的能量才能持續流動，所以「認識」（understanding，拆開來直譯為「在站立中」的意思）和「掌握」這類用語有這麼高的身體意象，並不是出於偶然。認識和掌握事物的能力是源於腳和手的使用，也就是身體的使用。這種團隊動作的任何分裂，都會增加能量的阻塞，而以疾病來表現，也就是各式各樣的症狀，總括起來可以分成下述階段：

1. 如果活動（比如性或攻擊）在理智層面被阻塞，就會造成頭痛。
2. 如果活動在營養生長層面（自律功能的層面）被阻塞，就會造成高血壓和營養性張力不足的症狀。
3. 如果活動在神經層面被阻塞，就會造成多發性硬化症之類疾病的症狀。
4. 如果活動在肌肉層面受限制，就會有運動系統的問題，比如風濕症或關節炎。

這種階段的劃分非常符合實際發生情形的不同階段。每一個活動，不論只是打一拳或是性行為，都是開始於⑴觀念的階段，這時的活動是心理上的預期，然後造成⑵身體自律功能的準備，比如增加特殊器官的血流、心跳加速等等，最後思想透過⑶神經傳遞到⑷肌肉，然後化為行動。每當思想無法轉化為行動時，必然是相關的能量阻塞在這四個範疇

（思想、自律系統、神經或肌肉）之一。

偏頭痛病人在第一階段，他們的性欲阻塞在觀念階段，他們需要學習如實地看他們的問題，才能讓「沖昏腦袋」的東西回到原來所屬的部位，也就是回到下面。如果我們誠實地追尋，總是要從底部開始發展，花很長的時間和努力來往上走。

★罹患頭痛和偏頭痛時，要自問下述問題：

1. 我擔心什麼？
2. 我的「上身」和「下身」是否仍積極合作？
3. 我是否太努力向上？我是否過於驕傲？
4. 我是否頑固到「以頭撞牆」（枉費力氣）？
5. 我是否試圖以思考代替行動？
6. 我是否誠實面對性的問題？
7. 我為什麼要把性高潮趕進頭腦裡？

14 皮膚

皮膚是人體最大的器官，包括各種功能，其中最重要的功能如下：

1. 分隔與保護
2. 碰觸與接觸
3. 表達與表現
4. 性欲
5. 呼吸
6. 排泄（汗）
7. 溫度的調節

這些皮膚的功能有一個共同的主題，就是在分離與接觸這兩極之問徘徊。對我們而言，皮膚是最外層的身體界限，同時使我們與外界連結，與周圍的環境接觸。我們是透過皮膚向世界展現自己……我們也無法改變皮膚（原意也指「本性難移」）。皮膚以非常單純的方式反映出我們的本質，首先，皮膚是所有內部器官的反射面，體內器官的每一種問題都會投射到皮膚上，而相應的皮膚區所受的每一個刺激也都會傳到內部的器官。這種關連是自然療法中使用已久的各種「反射區治療」的基礎，不過只有少數被正統醫學運用（比如「黑德氏區」〔譯按：Head，一八六一—一九四〇，英國神經學家。以他命名的黑德氏區是指皮膚上與某些器官有關的部位，器官病變時在這些部位會有特殊的痛感〕）。這裡特別要提幾種療法，如腳底按摩、用在背部的「杯吸法」（譯按：可能是指中國的「拔罐」）、鼻反射區療法和耳針療法。

有經驗的醫師可以從皮膚看出和感覺出各種器官的狀況，並透過皮膚特殊的投射部位來治療內部器官。

不論皮膚發生什麼問題（如發紅、腫脹、發炎、斑點、膿瘍），發病的部位都不是出於偶然，而是反應出內在的過程。例如曾有一套精密的體系，可以根據痣的位置判斷一個人的個性。啟蒙時代把這種「無稽之談」斥為迷信，可是我們現在又逐漸回頭去認識這些事情，在整個創造的背後有一種看不見的模式，透過物質的範疇來表現自身，這一點真的這麼難了解嗎？每一個可見之物都只是不可見模式的圖像，就好像藝術品是以可見的方式表達藝術家心中不可見的想法一樣。

所以整個訊息模式會一直同時在每一個地方顯現，我們可以從任何部分看出整體（羅馬人把這種關係稱為 **pars pro toto**。譯按：好比佛家語「芥子納須彌」）。所以重點不在於觀察身體的哪一個部位，我們可以從任何地方看出一個人特有的模式，可以從眼睛（虹膜診斷學）、耳朵（耳穴）、背部、足部、經穴、每一滴血（結晶化驗、毛細管溶解力、全相血液診斷）、臉和體形（面相學），以及本章所要討論的皮膚，看見這個模式。

皮膚不僅顯示出內部器官的狀態，也可以從皮膚看出所有心理的過程和反應，有些情形非常明顯，大家都可以了解：害羞時會臉紅、震驚時臉色發白、害怕或興奮時會冒汗、感到恐怖時會頭髮豎立或起雞皮疙瘩。雖然看不見皮膚的電流傳導性，但可以藉助適當的電氣設備測出來，這個領域最初的研究和測量要回溯到榮格，他在心理聯想技巧的研究中發現這個部分。現代電子學已能顯示出皮膚導電性的連續細微變化，而透過皮膚在每一個字、每一個主題、每一個問話中產生的反應，也就是電流活動的立即細微變化，來「審訊」人（所謂電流皮膚反應）。

這些例子都顯示皮膚是一個極大的反射面，一直使心理的過程和內容成為可見的部分。既然皮膚顯示出那麼多內在的東西，人就取巧地想著不但要護理皮膚，還可以用人為的方式來處理皮膚，這種欺騙的做法就是所謂「化妝」，我們很願意為這種欺騙的藝術投以大量的金錢。在此我們並不想對化妝術或美容大作文章，只是想看一看古老的身體彩繪傳統背後，人到底做了什麼努力。如果皮膚是我們內在的外顯表現，那每一種以人為的方式來改變的企圖都必然是不誠實的行為，或是想掩蓋什麼，或是想假裝某個樣子。如果我們需要假裝某個樣子，就表示「那個樣子」並不存在我們裡面，而是建立一個假面，那麼，形式與內容的對應就不復存在了。簡單地說，我們在此反對的是「美麗」和「看起來美麗」、真實和外觀間的差別。努力向世界展示假面，可以從最簡單的化妝到怪誕的整型手術，人們這麼不怕以這種方式「丟臉」，是多麼奇怪的事啊！

所有這些企圖背後的基本問題都是：我們最不喜歡的人就是自己，所以愛自己成了我們所面對最嚴厲的考驗。想像自己真的愛自己的人，其實是把「本質我」和我們小小的「我」混淆在一起，只有還不知道自己是誰的人，才會認為自己喜歡自己。正因為我們不喜歡自己（包括我們的陰影），才會一直企圖改變、塑造外在的形象，但這只是化妝罷了，內在的人（或說是這個人的意識）並沒有改變。（我們並不懷疑有可能藉著形式的改變，而啟動內在導向的過程，比如哈達瑜珈、生物能和其他類似的方法所產生的結果，這些方法和化妝的不同點在於當事人想達到的目標在於意識！）即使是偶然認識的朋友，也能從皮膚看出許多對方的心理，高度敏感的皮膚裡會有高度敏感的靈魂（換句話說，這些人「皮薄」），皮膚堅韌、有抵抗力的人就表示他「皮厚」，容易流汗的皮膚表示害怕和缺乏安全感，泛紅的皮膚表示興奮。我們是透過碰觸皮膚而與人接觸，不論是一拳重擊或輕輕一拍，都是透過皮膚使兩人有直接的接觸。生病時，皮膚可能由內（發炎、紅疹、膿瘍）或由外（受傷、手術）破裂，兩種情形都會損及我們的界限，甚至無法「保全生命」（**save our skins**，字面直譯為「維護皮膚」）。

皮疹

皮疹表示有某種東西要衝出我們的界限，有某種需要釋出的東西。最容易看出這種關聯的就是青春期常見的青春痘，在青春期時會突然出現性欲，但最被焦慮地壓抑下來的也是性欲。青春期是衝突狀況的最佳範例，在看似平靜的發展階段中，突然從潛意識深處爆發全新的衝動，努力想在年輕人的生活和意識中占有一席之地，但這是未知、陌生的新事物，會引發極大的恐懼，會出現強大的驅力想去除性欲，再度回復舊有熟悉的狀態。但這是不可能有效的，你不可能不讓趨勢發生。

於是年輕人身陷衝突之中，被新事物的興奮與恐懼以相同的力量拉扯。每一個衝突都是同樣的形式，只是主題有所不同。在青春期的主題是性欲、愛、同儕關係。想要相反一極、想要「你」的欲望甦醒過來，有一種衝動要與「我」所缺乏的有所接觸，但又沒有信心去做。於是生出性幻想，但這只會使他們轉向羞恥的感受。於是這種衝突從皮膚表現出來，因為皮膚是「我」的界限，如果要發現「你」，就必須超越這個界限。而皮膚又是我們想得到觸碰、撫摸時，必須與人接觸的器官。同樣的，我們也要透過皮膚來取悅別人，才能得到別人的愛。

由於出現這個「熱烈」（字面意義為既紅又熱）的主題，正值青春期年輕人的皮膚開始發炎，不但表示有某種東西試圖衝出舊有的疆界、某種新的能量急於爆發，也表示因為害怕覺醒的新驅力，而企圖阻止它衝出來。青春痘是一種自我防衛的形式，會妨礙與人相會而使性的表達受到阻礙，結果造成惡性循環：未得表達的性欲使皮膚出現青春痘，而青春痘又阻止性的表達。性刺激欲望的壓抑轉成皮膚的刺激，從青春痘的部位可以清楚看出性和青春痘的密切關聯，青春痘幾乎都出現在臉部，在女孩也常見於領口，偶爾會影響背部，其餘部位的皮膚幾乎都不會長青春痘，因為沒有必要在那些地方長青春痘，於是年輕人對性的困窘轉成對斑點的困窘。

許多醫師用避孕藥治療青春痘，得到很好的效果，這個效果的象徵意義非常明顯：避孕藥造成身體懷孕的假象，模擬做愛以後的結果，因為青春痘不再有預防的作用，所以消失了。日光浴和海邊的假期也常減少青春痘，如果把身體包得越緊，青春痘就會變得越厲害，衣物的功能就好像「第二層皮膚」，強調界限和不可觸摸，而脫光衣服則是開放自我的第一步，陽光以無害的方式取代了別人身體的溫暖，這是病人一直渴望又懼怕的。最後，完整的體驗性欲，本身就是治療青春痘的最佳方法，這是眾所周知的事。

我們關於青春痘所說的每一件事大部分都適用於所有皮疹。皮疹代表某個原本被壓抑的東西試圖突破限制，好得見光明（達到意識）。皮疹讓某個原本看不見的東西顯現出來，這使我們得以了解為什麼幾乎所有兒科疾病都會透過皮膚來表現，比如麻疹、猩紅熱和德國麻疹，每一種兒童疾病都是有某種新東西要進入兒童的生活，所以兒童疾病一般都會使個人成長往前猛然跨出一大步，皮疹越厲害，疾病就去得越快，表示疹子成功了。嬰兒的膿痂疹可見於母親太少撫摸小孩或是忽略小孩情緒的情形，膿痂疹是顯示這道不可見的牆，並試圖突破孤獨的結果。濕疹常被母親當成內心對小孩反感的理由，這種母親是特別重視「美感」的人，非常注重保持皮膚的乾淨。

乾癬

是最常見的皮膚病之一，病灶是界限分明的圓塊或斑塊形發炎組織，上面覆蓋著銀白色的鱗屑。在乾癬的病程中，皮膚會自然形成很多角質的外層，這不得不令人聯想到盔甲的鋼板（可以和某些動物的角質外殼比較），他們皮膚的自然保護功能轉成一種盔甲的形式：病人關閉自己，不讓任何東西進來，也不讓任何東西出去。芮克（William Reich）以「性格盔甲」來形容心理防衛和用牆隔開自己的情形，實在非常恰當。在每一種防衛的背後，都是出於害怕受到傷害，一個人的防衛越強、盔甲越厚，內心對傷害的敏感和懼怕就越大。

動物界也有相同的情形，拿掉甲殼動物的外殼，會發現裡面是柔軟、沒有保護、容易受傷的東西。防衛如此之強，以致於拒絕讓任何東西進來的人，通常都是最敏感的人。厚而硬的殼裡常常藏著柔軟的核心，可是企圖以這種盔甲保護容易受傷的靈魂，常常有其悲劇面，因為盔甲雖然保護我們不受傷害，卻也使我們避開了其他東西，包括愛和獻身。愛的意思是開放自己，但也會損及防衛的態度，所以盔甲把我們包圍起來，使我們的靈魂與生命之園分離，而我們的恐懼在這過程中越來越多，越來越難打斷這種惡性循環，到達某個程度時，不得不讓我們過去如此害怕、如此斷然抗拒的事情發生，結果心靈必須真的受傷，才能學會並沒有什麼危險。我們必須接納傷害，才能體驗到真正的美好。要走出這一步，必須有外在的壓力，並不是聽天由命或是心理治療所能帶來的。

我們在此這麼詳細地說明過度脆弱和自我盔甲的關聯，是因為乾癬就是在身體上以非常顯著的方式呈現這種關聯。乾癬會使皮膚皸裂，而有流血的傷口，使皮膚很容易受到感染。在此我們看見兩個極端是怎麼變得密切相關：傷口和角質盔甲顯示出渴望親密和懼怕親密之間的衝突。乾癬發病的位置常常在手肘，我們常用手肘擠出一條路，也常用手肘來支撐身體重量，這個部位同時顯示出堅強和脆弱的特性。在乾癬病人中，自我設限和孤立達到極點，於是逼使病人至少在身體上再度「開放自己而容易受傷」。

癢症

癢的現象是許多皮膚病會有的現象（例如蕁麻疹，或稱為風疹塊），但也能在沒有特殊「原因」的情形下自行發生。癢會使我們分心，一直想搔抓身體的某個部位。在一般的語言中，癢和搔抓也有純粹心理上的含義，比如「我心癢難熬」、「這對我無關痛癢」。癢是一種刺激的形式，「刺激」的動詞所涵蓋的經驗可以從單純的陶醉、喜悅、迷戀和吸引，經過一般的逗笑、戲弄、挑釁或激怒，到徹底的興奮、戰慄和激勵。這些字眼有許多可能帶有性的意涵，但千萬不要因為性而使我們看不到其他意義和可能的關聯，這些意義和關聯在乍看之下，可能是彼此矛盾的。我們可以用攻擊的方式「刺激」人，卻也可以把黃昏愉快的情調描述成「刺激」。當某個東西刺激到我們時，會在我們身上引起某種反應，可能是性欲、攻擊性、感情或愛，所以無法為刺激貼上單一、清楚的評價，它對我們是模稜兩可的，沒有人能確定自己對某個特定的刺激會感到愉快還是惱怒，只能說我們被一個刺激「所刺激」。在拉丁文中的 prurigo 不但指「癢」，也指「挑動情欲」和「貪欲」，而相關的動詞 prurire 的意思則是「渴望」。

身體的癢表示有某個東西在心理層面「啃噬」或「煩擾」我們，而我們卻忽略或是拒絕去注意它，否則它不需要轉化到身體引起發癢。在癢的背後有某種強大的情緒，某種內在之火，某種燃燒的問題想要現身而被發現，所以會使我們癢到忍不住去搔抓。搔抓是較輕形式的挖掘，挖土是為了找到某種埋藏的東西，所以發癢的病人搔抓表面的皮膚，是象徵要找出煩擾他們、啃噬他們、刺激他們的問題，一旦找出使他們感到煩躁的原因是什麼，就不覺得那麼癢了。所以癢總是在警告我們有某種「啃噬我們」或「戳刺我們」的東西，是在提醒我們有某種「不容忽視」的東西「在內心燃燒」：一種強烈的激情、激昂的熱情、燃燒的愛，或是憤怒之火。難怪癢這麼常使皮膚起疹子、冒紅斑和出現發炎的部位。我們所面臨的挑戰是要不斷搔抓我們的意識，直到找出啃噬我們的到底是什麼為止。

★在有皮膚問題或皮疹時，需要自問下述問題：

1. 我是否過於自我設限？
2. 我是否容易與別人交往？
3. 我排斥別人的傾向背後，是否有受壓抑的親密渴望？
4. 試圖突破障礙而出現的是什麼？（性欲？本能？激情？攻擊性？熱忱？）
5. 真正「激怒我」（字面意義為「躲在皮膚之下」）的是什麼？
6. 我是否自限於孤立的囚籠之中？

15 腎臟

在人體中，**腎臟代表伴侶關係的範疇**，腎臟的疼痛和疾病總是出現在我們與伴侶發生衝突的時候。這裡所謂「伴侶關係」並不是指性伴侶，而是我們與同伴相處的基本方式。我們和其他人相處的方式，可以從伴侶關係中看得最清楚，也適用於我們與任何人的接觸。要更了解腎臟和和伴侶關係之間的關聯，需要先看一看所有關係的心理背景。

意識的對立性使我們無法察覺完整的自己，而只認同自己本質的一個特殊部分，這個部分稱之為「我」，失落的部分就是陰影，根據定義，陰影就是我們無法察覺的部分。人的道路是走向更大覺察的道路，我們一直被迫去意識到原本未覺察的陰影，並將之整合到「我」的認同中，這個學習過程必須在我們達到完全意識時才會結束，那時我們就是「完整」的。這種合一包含了所有對立性，是不可分割的，當然也包括了男性特質和女性特質。

完美的人是兩性合一的，換句話說，就是把他或她的男性特質與女性特質揉合到心理的合一中（所謂煉金術的結合），但這不是指身體上的雌雄同體，兩性合一當然只適用於心理層面，身體還是保有自己的性別，但意識並不認同這個性別（好像嬰兒有身體的性別，但並不認為自己是某個性別一樣）。兩性合一的外在表現好比神父、僧侶的獨身生活。所謂「成為一個男人」就是認同自己在心靈的男性面，結果使女性面自動落入陰影中；同樣的，「成為一個女人」表示認同自己的女性心理面，結果使男性面放逐到陰影裡。我們的任務就是要察覺自己的陰影，可是這只能透過投射的手段才能達到，雖然我們內在一直都擁有，卻必須在外界尋找自己所缺乏的部分。

乍聽起來好像是很矛盾的說法，可能正是因為這個原因，才很少有人了解，可是所有知識都需要區分主體和客體。例如，眼睛可以看，卻看不到眼睛本身，只能透個鏡子的投射才能看到。這是我們能認識自己的唯一方法：身為人類，我們都在同一條船上。男人必須把自己心靈的女性面（榮格稱之為「阿尼瑪」，anima）投射到具體的女人，才能察覺到這部分，女人也是如此才能察覺自己的男性面。我們可以把陰影想像成由好幾層所組成，非常深的層次會引發我們的恐懼，所以我們會感到非常害怕；其他比較接近表面的層次，則等著接受處理以進入意識，如果我遇到某個人表現出我陰影中最外層的部分，我就會愛上那個人，可是「那個人」不僅只是存在「外界」的真人，也是代表我陰影相應部分的「內裡的人」，因為兩者是完全相同的。

與伴侶相遇就是與自己內在心靈未知的部分相遇。一旦我們完全了解這個機轉是透過別人來反映我們陰影的不同部分時，就能以全新的眼光來看關係的問題。我們與伴侶的所有困難其實都是自己的困難。

我們與潛意識的關係始終是矛盾的，潛意識刺激我們，而我們都怕潛意識。我們與伴侶的關係通常也是如此矛盾。我們愛他們，又恨他們；我們下決心要完全擁有他們，卻又想逃避他們；我們覺得他們又好又令人害怕。在組成伴侶關係的所有活動和摩擦中，我們所處理的都是自己的陰影，這就是為什麼相反類型的人常常在一起的原因，大家都知道特質相反的人會互相吸引，但仍然會驚訝地說：「這兩個人這麼不相配，為什麼還會在一起呢？」事實上，差異越大，兩人就越相配，因為彼此都讓對方活出自己的陰影，而不用自己活出陰影。在兩個非常類似的人之間的伴侶關係當然比較不用冒險，也比較舒服，但總的說來，比較無益於彼此的發展，因為在對方身上反映出來的都是自己已經意識到的部分，雙方會覺得對方「很棒」，然後把共同的陰影投射到周遭的世界，一起盡其所能逃避周圍的人。只有關係中的摩擦才是有益的，因為只有處理投射到對方的自身陰影，才能使我們更靠近自己。說到這裡，就可以清楚知道這種處理的目標就是我們自己的完整。

伴侶關係和腎臟關係

伴侶關係只有在雙方都不再需要對方時，才算達到目標，只有在這種情形下，「永恆之愛」的諾言才可能真的實現。愛是意識的活動，意味著從完全合一的觀點，向愛的對象開放自己的界限。但只有在我們把伴侶所代表的每一件事都吸收到自己的靈魂時，才有可能發生，換個方式來說，就是不再有所投射，讓自己與對方重新合一，這時對方就不用再扮演投射面的角色，所以愛能成為永恆（也就是不受時間限制），因為我們的靈魂已經了解愛是什麼。對那些堅持把陰影投射到物質世界的人來說，這種想法很嚇人，因為他們把愛連結到形式的表現，而不是心理的內容，這種態度會使塵世的短暫性成為一種威脅，於是期望在超越的世界能再度遇到「摯愛的人」，但忽略了「超越的世界」其實一直都存在這裡，超越的世界只是超越形式世界的範疇，每一種可見之事都只是個隱喻：談到人時，為什麼就會有差別呢？

生命的目的是使可見世界成為多餘的，這一點也適用於伴侶。只有在兩個人以不同的方式來「利用」伴侶關係時，才會出現問題。一個人處理自己的投射而重新吸收回來，而另一人卻執著於投射的世界，最後會導致一方獨立於另一方，可是另一方卻覺得心碎。相反的，如果雙方都執著於自己的投射，就會愛到「至死方休」，可是在失去另一半時，就會留下巨大的哀傷。只有了解唯一不會失去的就是對自己的認識，這樣的人才會快樂。愛的目的就是合一，當愛被導向外在對象時，就失去了愛的目標。

我們必須清楚了解伴侶關係的內在結構，才能探討伴侶關係和腎臟的關係。在身體中有些器官是單一的（比如胃、肝臟、胰臟和脾臟），而有些器官是成對的（如肺臟、睪丸、卵巢和腎臟）。想一想成對的器官，就會發現它們都與接觸和伴侶關係的主題有某些關聯，肺臟代表日常的接觸和溝通，睪丸和卵巢是性器官，代表性欲，而腎臟則對應到伴侶關係、親密的人類關係。再者，這三個範疇也相應於古希臘文對愛的三種描述：philia（友誼）、eros（性愛）和 agape（自我逐漸與所有事物合一）。

身體吸收的所有物質最後都會進入血中，腎臟的作用就是核心的過濾設備，所以腎臟要能分辨什麼物質是對身體有益的，可以好好利用，什麼東西是廢物和毒素，需要加以排泄。為了應付這種繁重的任務，腎臟有許多不同的機制可供使用，這些機制涉及複雜的生理過程，在此只簡單地談兩種基本功能。過濾的第一階段是好幾條機械性篩網，可以留存某個大小以上的粒子，篩網的孔剛好可以留住最小的蛋白質分子（白蛋白）。第二階段比較複雜，是根據滲透和對流原理來運作，滲透基本上是根據半透膜兩測液體的壓力和濃度來進行，在這過程中，對流原理使兩種不同濃度的液體反覆經過彼此，使腎臟在必要時能排出高濃度的尿液（例如清晨的尿液），這種滲透平衡的最終目的是留存身體必須的鹽分，使酸鹼度能維持平衡。

一般人大多完全不知道酸鹼平衡對我們有多麼重要。酸鹼度以數值表示時稱為pH值，所有生化反應（例如能量的產生和蛋白質的合成）都只能在極小範圍內的pH值內進行，特別是血液必須恰恰保持在鹼和酸、陰與陽的中間值。同樣的，每一個伴侶關係都是企圖將兩極（男性特質與女性特質、陽與陰、酸與鹼）帶進和諧的平衡。就好像腎臟保證酸與鹼的平衡一樣，伴侶關係也藉著一個人活出另一人的陰影，而實現我們的完整，所以「另一半」的意思就是其本質正是我們所缺乏的部分。

在任何關係中，最大的危險就在於認為所有造成問題或困擾的行為都是別人造成的，與自己無關。在這種情形中，我們只會陷在自己的投射中，無法體認處理自己陰影的必要與價值，可以使我們更能覺察自己而促進成長與成熟，伴侶只是反映出我們的陰影罷了。當這種錯誤以身體的形式表現出來時，就會使腎臟的過濾系統不斷漏失蛋白質和鹽分之類重要的物質，使得對身體發展很重要的成分流失到外面（例如腎絲球腎炎的病人）。

在這過程中，腎臟無法認出對自己重要的物質，就好像心靈拒絕體認自己的重要問題，而全部推給別人一樣。每個人都需要從伴侶中認識自己，就好像腎臟需要認出外界的「異物」是需要加以掌握而能進一步發展的東西一樣。腎臟與伴侶關係和社交性之間的強烈關連，也可以很容易從日常生活的某些習慣看出來，幾乎在每一個人與人建立關係的場合中，喝酒都占了重要的部分，也難怪如此，因為喝酒會刺激腎臟這種「接觸器官」，以及建立關係的能力。當我們斟滿酒乾杯時，彼此的接觸就會更加親近。透過乾杯的媒介，可以彼此打情罵俏而不冒犯對方。在喝酒儀式中，原本禮貌、疏遠的稱呼常變成親密的稱兄道弟，喝酒的行為可以促成親如兄弟的交往。事實上，如果少了一起喝酒，要想建立任何人類的關係，簡直就是不可思議的事。不論是在宴會、社交聚集或是民俗慶典，大家都藉著「酒後的勇氣」來接近彼此，甚至會對拒絕喝酒的人抱以懷疑的眼光，因為不喝酒（或是只喝一點酒）的人，就顯示他並不想激發自己的接觸器官，表示他們想與人保持距離。在這些場合中，大家特別喜歡有利尿作用的飲料，會對腎臟有特別強烈的刺激作用，比如咖啡、茶和酒精。（在喝過酒以後，接著就是具有同樣意義的抽煙活動，抽煙會刺激另一種接觸器官，就是肺臟，大家都知道人通常會聚在一起抽煙，而不是獨自抽煙。）喝許多酒的人表示想要與人接觸，危險則在於陷入滿足於替代物的層面。

腎結石

是某些物質在尿中的量太多而沉積和結晶的結果，例如尿酸、磷酸鈣和草酸鈣。除了各種環境因素的影響以外，形成結石的危險與喝水的量有強烈的相關，大量的水可以降低這些物質的濃度，而提高其溶解度。如果結石已經形成，就會妨礙水的流動而導致絞痛的發作。絞痛表示身體想藉著輸尿管的蠕動來排除結石的阻塞，這個過程的疼痛不輸生產的疼痛。絞痛會使人非常不安而有扭動的強烈衝動，事實上，如果身體的絞痛無法排出結石的話，醫生會要求病人跳躍，以促進結石的移動。除此之外，加速結石排出的療法還包括放鬆、熱敷和大量飲水。

心理層面的對應很容易看出來，組成結石的物質其實應該被排到體外，因為它們對身體的發展毫無貢獻。所以結石對應於病人長久以來早該放下的主題，因為這些主題對他進一步的發展毫無用處。緊握不重要的主題不放，老想著無法挽回的事，只會阻礙流動而導致阻塞。絞痛的症狀會迫使你不再緊握不放，而開始運動，醫生對病人的要求也是同樣的事：病人需要跳躍。只有跳出舊有的模式，才能再度促進發展，脫離落伍的東西（結石）。

統計數據顯示男性比女性更常罹患腎結石，和諧和伴侶關係的主題對男性來說比較難以處理，女性的天性就與這種原則搭調。相反的，對女性而言，積極的自主是較大的問題，因為這比較是男性的天性（所以統計數字顯示女性膽結石的比例比男性高）。腎絞痛的治療方法就說明了解決和諧與關係問題的方法：溫暖代表獻身與愛，放鬆狹窄的通道象徵開放自我和拓展自我，給予水份則是使每一件事恢復移動和流動。

腎臟萎縮與人工腎臟

當腎臟的功能完全停止時，就需要機器（人工腎臟）來負責淨化血液的重要任務。當病人不願意透過活生生的伴侶來處理問題時，就由「完美的機器」取代伴侶的角色。如果過去沒有足夠完美或足堪依賴的伴侶，或是對自由和獨立的渴望過於強烈，病人就會從人工腎臟中尋找既理想又完美的伴侶，它忠誠地完成所有交待的事、值得依賴而沒有任何自己的需求，同樣的，病人也必須完全依賴它，每週至少到醫院與它約會三次，如果有能力自己買機器的話，就必須每晚忠誠地睡在它旁邊，病人永遠無法遠離它，或許可以由此學到，只要自己還不完整，就沒有完美伴侶這回事。

★如果你的腎臟出了問題，就要自問下述問題：

1. 我在當前的伴侶關係中有什麼問題呢？
2. 我是否容易陷入自己的投射，而認為伴侶的問題是他自己的問題？
3. 我是否忽略要在所有伴侶的奇怪行為中認識自己呢？
4. 我是否執著於老問題，而使自己的發展之流停滯呢？
5. 腎結石其實是鼓勵我在什麼部分躍進呢？

膀胱

所有腎臟排出的物質成為尿液，貯存在膀胱中，等待離開身體的時機。尿液蓄積而產生的壓力最終會使我們產生尿意而排尿，排尿會產生舒解的感覺。可是我們從經驗中都知道，尿意顯然也和某些情境有關，這些情境都是使我們產生心理壓力的情境，比如考試、治療或其他令人擔心或緊張的場合。原本屬於心理的壓力轉到膀胱，而變成真的身體壓力。

壓力總是要求我們放下和放鬆，如果在心理層面做不到，就不得不透過膀胱在身體實現，由此向我們顯示所處情境的壓力其實有多大，如果我們無法放下的話會有多痛苦，反過來說，如果放下的話，是何等的解脫。進一步來看，這種特殊的體化症也使我們能把當前被動地經歷壓力，轉成主動的壓力，以「我需要上廁所」來中斷並處理任何情境。任何必須上廁所的人都知道自己不但在壓力之下，也在運用壓力，不但病人知道，即使是小學一年級的學生也知道如何準確地運用這種特殊的症狀（雖然一般是出於潛意識）。

症狀和運用權力之間的關連在所有症狀中也占有重要的角色，只是在這個例子中特別明顯。權力的運用是人類最基本的問題之一，只要我們有一個「我」存在，就會致力於支配和延伸自己的權力，每一個「可是我想要……」都是表達「我」支配的要求。可是只有少數人有勇氣公開承認自己的權力欲，誠實地運用權力。大部分人都企圖間接地實現被壓抑的權力欲望，利用疾病和社會的弱點，這種方式比較不會被揭發，因為把所有指責投射到機械的過程和周遭的世界，在當前被認為是完全合理而可接受的。

既然每個人其實都或多或少以同樣的方式來運用權力，所以沒有人想要揭發，事實上，任何想這麼做的企圖都會引起最深的憤慨。疾病和死亡最常被用來使世界屈服而接受勒索，生病時幾乎可以得到沒有任何症狀時所得不到的東西：忠誠、同情、金錢、休假、幫助，以及對別人的控制。疾病的附帶優點——症狀成為權力的工具——常常阻礙療癒。

而在尿床的例子中，很容易發現「症狀是權力的表現」這個主題，如果小孩整天承受強大的壓力（不論來自父母或來自學校），既不能放鬆，也不能表達自己的需要，那夜間尿床就可以同時解決好幾個問題：在經歷過壓力後，終於得到放鬆的機會；孩子有機會讓權威的父母感到束手無策。事實上，藉著這種症狀的偽裝，孩子可以安全地把白天承受的所有壓力轉回父母身上。此外，我們也不該忽視尿床和哭泣的關聯，兩者都是透過「放下」來釋放內在的壓力，所以我們可以把尿床說成「下體的哭泣」。

以上所討論的主題都適用於其他膀胱的問題。膀胱發炎時，排尿會有灼熱感，這就像病人在放下時會感覺痛苦一樣。頻尿時不論是否真的有尿液，都是在表達完全無法放下壓力。在討論這些症狀時，不要忘記其中牽涉的物質（在心理層面上指各種主題），都已是無用之物，現在只是累贅罷了。

★膀胱的問題使我們想到下述問題：

1. 有哪些東西雖然已經失去用處，只需排除就好，而我們卻仍死抓著不放的呢？
2. 我在什麼地方陷入壓力之中，並認為壓力來自別人（比如考試、老闆）？
3. 什麼是我該放手的過時主題？
4. 我為什麼事而哭泣？

16 性欲和懷孕

性欲是人類最常面臨對立性主題的範疇，我們在此可以知道自己的不完全，並尋找自己所缺少的部分。與相反極的身體結合，在結合時體驗到全新的意識狀態，我們稱之為「高潮」，我們認為這種意識狀態是極樂的典型。它只有一個缺點：時間太短，無法延長。人一般會試圖以多次的重複來彌補這個缺點，每次極樂的時間雖然短暫，但已向我們顯示有些意識狀態的品質遠比「正常」的意識更好，正是這種極樂的感覺使我們不停地追求，並轉變成永恒的尋求者。性欲揭示了奧祕的一半：如果把兩種對立物結合起來成為一體，狂喜就會散播開來。狂喜是一種合一的狀態，我們所缺乏的是奧祕的另一半：如何永遠保持這種狂喜的意識狀態，而不再失去它。答案很簡單：每當對立物的結合只在身體層面（性欲）達成時，所得到的意識狀態（高潮）就會受到時間的局限，因為所有物質的存在都要遵守時間律。只有把對立物的合一帶進意識之中，才能不受時間的限制：一旦我在這個層面達到合一，就得到靈魂的永恒（無時間性）狂喜。

這種認識是祕傳之路的起點，在東方稱為瑜伽之道，「瑜伽」是梵文，意思是「軛」（拉丁文的jugum，意思也是軛），軛總是把兩樣東西結合為一體，例如兩隻牛、兩個水桶等等。瑜珈是結合二元性的藝術。由於性欲本身包含了認識之路的基本模式，也是每個人都可行的層次，所以各個世代的人都以性欲做為這條道路的比喻，即使到現在，觀光客還為了東方寺廟中的色情圖像感到驚嘆，可是兩個神像的性交只是用來象徵對立性合一的大奧祕罷了。

基督教神學有一個特色，就是在發展過程中喜歡詆毀身體，特別是性欲，以致於我們在兒時被教導要把性和「靈性道路」看成最不相容的對立物（其實自然的性象徵對基督徒來說並不陌生，例如「基督的新婦」就是明顯的例子）。在許多自認為「祕傳」的團體中，仍然強調肉體和靈魂對立的觀念，他們對「轉化」和「壓抑」二者有根本的混淆，其實他們只要了解祕傳的格言「在上如同在下」就足夠了，這句話說明，任何我們在較低層次中無法妥善處理的事，在較高層次中也必然無法處理。有性問題的人必須解決身體層面的問題，不要想飛到空中尋找拯救之道，因為在「更高」層次中結合對立物是更困難的事！

從這個角度來看，或可了解佛洛伊德為什麼把幾乎所有人類的問題都歸結到性欲的問題，這一步是完全合理的，只是有一個小小的形式上的錯誤，佛洛伊德（以及所有以同樣方式來思考的人）忽略了從具體表現的層面走向背後法則的最後一步。性欲其實只是對立性或對立面合一法則的可能表現之一，在抽象層面上，即使是批評佛洛伊德的人也會同意：所有人類的問題都能歸結到對立性的問題，以及將對立面合一的企圖（榮格後來走出這最後一步）。大多數人最初是在性欲層面上學習、體驗並關心對立的問題，這一點是毋庸置疑的，所以性欲和伴侶關係是大部分衝突的原料。對立性的主題使事情顯得如此困難，可以把我們逼到精神錯亂的地步，直到我們最後發現合一的終點為止。

月經的問題

女性的月經週期代表女性特質、繁殖力和接受力，女性完全受到這種節奏的擺布，除了承受月經加諸於她的限制，女性無可選擇地要順從它。這種順從是女性特質的核心面，也就是自我臣服的能力。這裡所說的「女性特質」當然是指存在的女性極的一般法則，也就是中國人所說的「陰」、煉金術士以月亮來象徵，或是深度心理學以水來象徵的性質。從這個角度來看，每個女人都只是原型女性的一種特殊具體表現。女性原則最好定義為接受力，就如易經所說：「創造面引發男性，接受面引發女性。」（譯按：可能出自《周易》

〈繫辭傳〉：「乾道成男，坤道成女，乾知大始，坤作成物」。）又說：「接受是世界上最大的自我犧牲。」（譯按：此語可能出自《周易》〈坤卦第二〉：「坤厚載物，德合強疆」。）

自我臣服的能力是女性的核心特質，是所有其他女性特質的基礎，比如開放、接受力、敏感度和保護性。自我臣服同時也意味著放棄主動的行為。例如女性的原型象徵：水和月亮，兩者都避免主動的放光和散熱，與火和太陽剛好相反，結果它們有能力接受、吸收並反射光和溫暖。水放棄自己的形狀，接受任何呈現於它的形式，它適應一切，讓自己臣服。

不過，在太陽與月亮、火與水、男性特質與女性特質這些對立面的背後，並沒有任何價值判斷，事實上，任何這種評價都是毫無意義的，因為孤獨的兩極都是不完整的，只是一半而已，各自都需要另一極才得完全，可是只有兩極都完整地表現獨特的個體性，才能達到這種完全的境界。沒有哪一極比另一極更好或更壞，兩者只是不同罷了。事實上，由兩極的差別所產生的張力就是「生命」。對立面的合一是無法透過模糊兩極間的差異而得到的。一個完全接受並活出其女性特質的女人，絕不會覺得自己比較低下。

大部分月經問題，以及許多性方面的症狀，就是來自於無法接受自己的女性特質。自我臣服和配合的態度一直是我們所面臨的艱難挑戰，因為它要求放棄「我的意願」、放棄「我」的支配。每個人都必須放棄一些「我」，犧牲自己的一部分，讓自己的一部分臣服——就好像女性月經週期的要求一樣。流血時，女性犧牲了一些自己的生命力。月經就是一次「小型的懷孕」和「小型的生產」，女性不願受其束縛時，就會有月經的問題或障礙，這些問題指出女性心中有某些（常常是潛意識的）決定因素，拒絕對月經、性或男性伴侶讓步。有些衛生棉和棉條的廣告正是刻意訴求這種「可是我不想要」的叛逆，這些廣告向婦女承諾，使用他們的產品就會了無牽掛，讓她們在月事時仍然可以做任何想做的事，這些廣告指出了婦女的衝突點：「雖然身為女人，可是不要配合身為女人所附帶的每一件事。」

經痛的人其實是覺得身為女性是痛苦的。從月經問題可以推知也有性問題，月經問題表示反對自我臣服，也會妨礙性生活所需要的放鬆，能在性高潮時放鬆的人也能在經期中放鬆。性高潮就像入睡一樣，是一種「小型的死亡」，月經也是涉及「小型死亡」的過程，因為月經時會排出死去的組織，而死亡正是放下緊握不放的自我中心與權力遊戲的挑戰，死亡只會威脅到「我」，而不會威脅到完整的人，因為對緊抓著「我」不放的人而言，死亡是一種掙扎。由於性高潮是「我」和「你」的真正結合，所以前提是能開放「我」的邊界，結果那些緊握著「我」的人就無法達到性高潮（入睡也是相同的情形，請見第二十章）。死亡、性高潮和月經的共同點很明顯，就是：自我臣服的能力、犧牲部分自我的意願。

由此可以了解為什麼厭食症病人大多完全沒有月經，或是有嚴重的月經問題：她們被壓抑的控制欲太強，以致於完全無法配合，她們害怕自己的女性特質，害怕性欲、生殖力和母性。大家都知道，在極度恐懼和不確定的情境中，比如災難、監獄、勞改營和集中營，女性的月經常常完全停止（續發性停經），這些情境本來就不適宜自我臣服，而是激發女性開始「成為男性」，變得積極而自我肯定。

還有一種月經的關聯是不應該被忽視的：月經是表達女性有生孩子的能力。是否想要生孩子，會使女性對月經的到來有很不同的情緒反應，如果她想生孩子，月經就代表「又沒有成功」，這時的主要症狀就是不適感，在月經期和月經之前通常脾氣會很不好，認為流血是痛苦的經驗，這些人也會選用較不安全的避孕措施——為想要孩子的潛意識欲望找到藉口。相反的，害怕懷孕的女性則渴望月經的到來，結果使經期延長、流血的時間變長，這又可以成為拒絕性行為的理由。月經就像任何症狀一樣，也會被當成權力的工具，可以用來避免性行為，也可以用來得到關懷和柔情。

月經的控制受到體內女性荷爾蒙雌激素和卵巢的黃體激素所影響，兩種荷爾蒙的相互結合相當於性欲的二元性，如果兩者的平衡受到干擾，月經也會受到干擾。很難以荷爾蒙藥物的給予來治療這種問題，因為荷爾蒙只是心靈中男性特質和女性特質在身體上的表徵，只有安於自己的性角色，才可能得到療癒，這一點是了解內心相反一極的性，所必備的先決條件。

假性懷孕

我們可以從想像自己懷孕這種特別戲劇化的情形，看出心理過程如何轉移到身體上。病人不只會有主觀的懷孕症狀，比如食欲大增、腹脹感、噁心和嘔吐，還會表現出典型的乳房變大、乳頭色素沉著，甚至分泌乳汁的情形，她們會感覺到「胎兒」在動，身體腫脹到好像真的懷孕一樣。假性懷孕的現象雖然很少發生，可是自古已有所聞，其背景是極度想要小孩和潛意識害怕負責，這兩者之間的衝突。如果是單身女性出現假性懷孕，則是出於性欲和母性間的衝突，又想要滿足「高貴」的母親角色，又不願意有「下流」的性行為。在假性懷孕中，身體再度說出真相：它雖然脹大……卻空無一物。

流產

流產說明母親對孩子有某種程度的拒絕，被這句話說中的人必然會激烈的反駁，可是如果我們渴望發現真相、真的想認識自己的話，就需要先放下固有的價值觀，這些價值觀會妨礙我們誠實地面對自己。如果我們相信要想成為「好人」，就只能採取特定的態度或行為表現的話，必然會壓抑不符合這個架構的衝動，而被壓抑的衝動會以身體的症狀，使我們的本性恢復真正的平衡。

在此需要再度強調這種關係，以免我們用「可是這不適用於我的情形」這種操之過急的反應來蒙蔽自己。生小孩是最受到價值判斷的主題，所以許多關於這個主題被隱瞞的想法就轉化成症狀，因此流產表示當事人不想要孩子：流產是潛意識的墮胎。較輕微的拒絕孩子會表現出噁心（幾乎一定會發生），但主要是晨吐，這種症狀特別常見於非常細瘦苗條的女性，因為懷孕使她們大量分泌女性荷爾蒙（雌激素），特別是對女性自我認同不足的人，荷爾蒙會展現其女性特質，使她們感到恐懼和排斥而發生噁心、嘔吐。懷孕時一般都會有不適感和噁心感，表示對孩子的期待除了帶來快樂以外，也有排斥的心理，這一點很容易理解，因為生孩子代表平常生活的劇變，以及責任的承擔，一開始很容易使人充滿恐懼。如果我們無法處理這部分的衝突，排斥感就會進入身體之中。

妊娠毒血症

妊娠毒血症分為前期（懷孕第六到十四週）和較嚴重的後期。妊娠毒血症會造成高血壓、蛋白質從腎臟流失、肌肉痙攣（子癇前症）、噁心和晨吐，整個病情顯示對孩子的排斥，以及許多一部分出於身體、一部出於象徵，想擺脫孩子的努力。經過腎臟排出的蛋白質對孩子很重要，一旦流失就會使孩子無法得到蛋白質，換句話說，就是藉著排出孩子所需要的養分來防止孩子成長。肌肉痙攣相當於趕出孩子的企圖（好像生產時的子宮收縮）。這些常見的症狀都顯示出上述的衝突。從這些症狀的嚴重性和危險性，可以很容易評估出母親對孩子的排斥有多強；相反的，也可以說母親為了接受孩子，做出多大的努力。

後期妊娠毒血症就更危險了，不但危及胎兒，也危及母親的生命。病發時，胎盤的血流嚴重受阻。一般情形下，胎盤的交換面積有十二到十四平方公尺，在妊娠毒血症時會減少到七平方公尺，如果降低到四點五平方公尺時，胎兒就會死亡。胎盤是母親和胎兒間的接觸面，如果血流受到扼制，胎兒就得不到維持生命所需的養分。所有嬰兒死亡的情形中，有三分之一是因為胎盤功能不全。即使嬰兒在後期妊娠毒血症中存活下來，通常也非常瘦小、營養不良，看起來好像老人一樣。後期妊娠毒血症是身體想扼殺胎兒的企圖，而母親的生命在這過程中也非常危險。

醫學上，容易罹患妊娠毒血症的情形包括罹患糖尿病、腎臟病和特別肥胖的女性。如果從我們的觀點審視這三種情形，就會發現它們有一個共同的問題：就是「愛」的問題。糖尿病人無法接受愛，所以也無法給出愛；腎臟病人有伴侶關係的問題；肥胖病人在渴求食物中表現出以食物彌補缺乏愛的企圖。難怪在愛方面有問題的女性，也在生產上有困難。

分娩和哺乳

所有延遲分娩或分娩困難的情形，都表示想留住孩子，拒絕交出孩子。這種母親和孩子之間的老問題，在小孩想離開父母時會再度出現。這是相同的情境在不同的層面重複出現：生產時小孩離開子宮的保護，長大後離開家庭的保護。兩者都導致「難產」，直到最終成功地切斷臍帶為止。這個主題的名稱仍然是：「放下」。

我們越深入人類的症狀，也越深入人類的問題，就會越清楚看見整個人生就是徘徊在

「接受進來」和「放下」這兩極之間。我們常把前者稱為「愛」，後者的終極形式就是「死亡」。生命就是來回地體驗接受進來和放下，我們常常只能做到其一，有時兩者都做不到。在性行為中，女性已經遇到開放自己和擴大自己的挑戰，好讓「別人」進入，在生產時，她再次面臨開放自己和擴大自己的挑戰，可是這一次也包括放下自己生命的一部分，好讓它變成「別人」，如果她失敗了，就會有生產的併發症，或是需要接受剖腹產。過期的寶寶常常需要以剖腹產把他拖出來，因為過期表示母親不願意分離。其他需要剖腹產的情形也表達出同樣的問題：當事人擔心產道「太緊」、會陰破裂，或是擔心失去對男性伴侶的吸引力。

與此相反的問題則是早產，這種情形常常是早期破水引起的，而早期破水則是過早的子宮收縮和用力擠壓造成的，這是「把孩子趕出來」的企圖。

母親為孩子哺乳時，不只是餵食而已，因為母奶包含抗體，可以在六個月大之內保護孩子，如果孩子沒有喝母乳，就失去了這種保護——不只失去抗體，也失去了全心的擁抱。如果小孩不吃母奶，就會缺乏與母親的皮膚接觸，缺少身體緊貼身體所傳遞的保護感。如果不餵母奶，就表示母親不願餵食和保護嬰兒，不願為孩子付出自己。沒有奶水的母親表示問題被壓抑得更深，不像不願餵母奶的母親那樣公開表現事實。

不孕症（無法懷孕）

如果女人想要孩子卻無法懷孕，這種情形或是表示有某種潛意識的抗拒，或是表示她想要孩子的欲望具有不真誠的動機，比如希望利用孩子來抓緊伴侶，或是不願面對既有的關係問題，在這些情形下，身體常常真實而有遠見地反應出來。同樣的，男性的性無能表示害怕生小孩帶來的義務和責任。

停經和生活的改變（中年危機）

就像初潮一樣，月經的停止會使女性面臨劇烈的生活改變。對女性而言，停經代表生育力的喪失，以及喪失女性呈現自己的特殊方式。女性如何面對這種生活的劇變、會有什麼反應，取決於她對自身女性特質的態度，以及到目前為止，性是否滿足她。停經伴隨的情緒反應，比如焦慮、易怒和失去動力，都表示進入新的人生階段就像面對一場危機一樣，除了情緒反應，還會有各式各樣的身體症狀，最為人所知的就是所謂潮熱感（面部潮紅），這是企圖表示喪失月經並不必然代表失去性感的女性氣質——這個人仍然「熱情」，甚至「有點燙手」。常常又流出經血代表類似的企圖，假裝還有生育力和青春氣息。

問題有多嚴重、生活的改變有多難受，相當取決於當事人到目前為止是否成功地實現其女性氣質，如果沒有的話，所有未實現的欲望都會在更年期累積成恐懼被忽視的形式，導致恐慌，並企圖得到彌補。只有未曾體驗過的事才會使我們感到「熱切」。在這個階段中，子宮的肌肉常常出現良性瘤（子宮肌瘤），子宮的瘤象徵懷孕：女性的擔心造成子宮長出東西，必須靠手術移除，就好像真的生產一樣。肌瘤是暗示有未揭露而懸盪的潛意識欲望，想要懷孕。

性冷感（無高潮症）和性無能（陽痿）

所有性問題的背後都是恐懼造成的。我們已經談過高潮和死亡的關係，高潮威脅到「我」，在高潮中釋放的力量使我們不再能指揮或控制「我」。所有狂喜和著迷的情形（不論是在性或宗教方面），都會同時引發愉快的迷戀和極大的恐懼。我們以恐懼來控制自己，而狂喜則會失去控制。

在當前的社會中，自我控制被視為非常正面的品格，這種嚴格自我控制的能力使我們比較容易適應社會，但也表示出社會中的不真誠有多麼驚人。自我控制代表的正是把所有社會所不歡迎的衝動壓抑到潛意識中，結果雖然眼不見為淨，可是問題仍然存在。既然衝動的本質就是要得到出口，就會想盡辦法表現出來，結果我們就必須不斷投入更多精力來壓抑衝動，好再度控制它。

談到這裡，就能清楚知道我們為什麼那麼害怕失去控制。狂喜或著迷的經驗會揭露潛意識的真相，使原本被細心壓抑的每一件事再度現身，那時我們就會變得比較誠實，而對我們來說，這是非常痛苦的經驗。所謂「酒後吐真言」，古人已知道這種情形，在酒精的影響下，即使是最柔順的人，也會變得狂野而有攻擊性，硬漢也會淚流滿面，這種情景雖然真誠，可是在社交上會令人感到不安——「這就是為什麼人必須控制自己的原因」。在這種情形下，最後就只好到醫院中表現誠實了。

如果我們害怕失去控制，而養成每天控制自己的習慣，就很難只在性交時放棄因「我」而來的控制，無法順其自然地做愛。在高潮中，我們向來引以為傲的「小小的我」會死去，「我」在高潮中死去（……可惜只是短暫的，否則將更容易開悟！）可是，如果我們緊抓著「我」不放，就會妨礙性高潮。「我」越是企圖憑意志力來達到高潮，就越難成功。大家雖然對這個法則很熟悉，卻還沒有完全體會其意涵，每當「我」想要某個東西，就會無法得到，「我」的欲望最終會變成其對立面：努力睡著只會使我們更清醒、想要有性能力卻變成性無能。每當「我」想要開悟，目標就更遙不可及！性高潮是宣告放棄「我」，只有「兩人合一」才能達到高潮，而只要「我」仍然存在，就仍有一個「非我」，於是仍陷在二元性之中。要想達到高潮，就必須男人和女人雙方都放鬆而任其自然。男性和女性除了這個共同的主題，當然也需要了解各自的性別有不同的主題，才能擁有和諧的性生活。

我們已經明確討論過自我臣服是女性特質的基本法則。性冷感表示女性還沒有準備好完全給出自己，而是想要自己「成為男性」，她不願服從或是「居於劣勢」，而想要掌控。這種掌控的欲望和權力的幻想是男性法則的表現，因此會阻礙女人對女性角色的完全認同。這種置換的本質會干擾任何像性欲這樣敏感的對立過程，對伴侶性冷感的女性卻能在自慰時達到高潮，正可證明這個觀點。在自慰時，就沒有掌控的問題或是把自己交給別人的問題：單獨一人就不需要讓任何東西或任何人進入，只有自己的性幻想。「我」，在沒有「你」的威脅時，比較願意退入背景之中。在性冷感中，也常顯示出女性對自己天生驅力的恐懼，尤其是在有「正派女性」和「淫婦」這種陳腔濫調所代表的強烈價值判斷時，更為明顯。性冷感的女性不願讓任何東西進出，只想「保持冷漠」。

男性特質背後的法則是「製造」、「創造」和「表現」。男性特質（陽）是主動而具攻擊性的。性能力是權力的表現和象徵，而性無能則代表缺乏權力。性無能的背後是恐懼自己的男子氣概和攻擊性，害怕「為自己挺立」。性無能是表現出對女性特質的恐懼，女性被視為會吞吃人的威脅，就像會吃人的老太婆或巫婆，所以不計一切代價地避免進入「女巫的洞穴」。在此我們看見對男性特質及其屬性如權力和攻擊性缺乏自我認同。性無能的男性比較認同被動的一極而扮演順從的角色，他其實害怕成就。在他企圖憑努力和意志力來得到性能力時，再度開始了惡性循環，表現的壓力越大，就越無法勃起。所以性無能的人，需要評估自己對權力、成就和攻擊性這類主題的態度，以及與之相關的恐懼。

概括討論性問題時，絕對不能忘記每一個人在心理層面都同時有女性特質和男性特質，都需要完全地發展這兩個內在的部分。可是，這條困難的道路需要我們先完全認同身體性別所代表的部分，只在我們能完全實現一極時，才能在與異性相會時，自由地喚醒我們心靈中的另一部分，並將之整合到意識中。

17 心臟與循環

低血壓和高血壓

血液象徵生命，血液是生命的物質媒介，是個體性的表現。血液不只是一種「非常特別的汁液」——它是我們的生命汁液。每一滴血都包含了整個人，所以在巫術中，血液有很重要的意義，這就是為什麼水礦占卜者會以血滴做「見證」的原因，而一滴血也能用來做出全面的診斷。血壓是一個人整體活力的表現。血壓來自血液和血管壁的交互影響。談到血壓時，我們一定要記住這兩個相互矛盾的成分：一方是液體及其流動，另一方是血管壁的限制和阻力。如果把血液對應到內在的生命，血管壁就對應於人格呈現時加諸於自己的限制，以及妨礙我們發展的阻力。

血壓太低（張力不足）的人是完全無法挑戰這些限制，他們不思獨立自主，只是躲避每一個妨礙他的阻力：他們從不去碰觸限制。如果遇到衝突，很快地退縮，血壓也退縮到昏迷的程度。所以他們（明顯地）放棄所有權力，撤退他們的血液和意識，拋下自己和他們的責任。藉著昏迷，他們從意識世界退縮到無意識，不願面對一切與他有關的問題，因為他們已經離開現場了。這就好像我們很熟悉的歌劇場景：一位婦人難堪地被丈夫逮個正著，當場昏倒，所有人都著急地想喚醒她，拿水、讓她呼吸新鮮空氣、聞嗅鹽。如果主要負責的人退到局外，一下子放棄所有責任的話，再好的把柄也拿她沒輒了。

張力不足的人其實就是「無法站立」的人，他們無法跟上別人的步調、不願為任何人或任何事站穩、缺乏堅定和正直的態度。他們在面對任何挑戰時會倒下，而周圍的人則會把他們的腳抬高，好讓更多血回流頭部（權力中心），他們才能掌握自己、承擔責任。性欲也是低血壓的人想要閃避的主題，因為性欲非常取決於血壓。

除此之外，我們常發現張力不足的人會有貧血的症狀，大部分是因為血中缺乏鐵質，結果我們在呼吸時接受的宇宙能量（**prana**，梵文，意為呼吸或生命力）就無法順利轉成身體的能量。貧血表示拒絕接受我們應得的生命力，並將之轉成活動的力量，疾病再度成為自己被動性的藉口，這種人缺乏必要的驅力。

有效提高血壓的療法或多或少都是把能量注入當時的情境，只要能堅持下述的方法就會見效：水洗、擦拭、踩水、活動、健身運動和水療。這些方法提高血壓的原因很單純，就是病人確實「做某些事」，於是將能量轉成活力。可是，一旦停止這些練習，就完全無效了。只有內在態度的改變才可能得到持久的成功。

高血壓（張力過高）則是相反的問題。我們從實驗性研究得知，不但增加身體活動會使脈搏加快和血壓升高，光是用想的也會有這種結果。如果談到一個人特別感到衝突的話題，血壓也會升高，可是當事人願意討論自己的衝突，將問題說出來時，血壓很快就會下降。這個根據實驗而得的知識可以讓我們了解高血壓背後的因素，如果一直去想某個會增加血液循環的活動，但是身體並沒有把那個活動化做真正的行動，就會產生「長期的壓力」，於是當事人的想像會引發內在長期的刺激，由於循環系統預期會化為真正的行動，就會保持長期的興奮狀態，如果行動沒有實現，病人就會一直「在壓力之下」。這種關係也適用於衝突。我們知道衝突本身會導致壓力升高，但只要說出來就能降低壓力，而高血壓病人徘徊在各種衝突周圍，卻不思解決之道，他們緊鄰著衝突，卻無法處理。血壓升高的心理意義就是暫時提供更多能量，好讓我們有效、有力地面對任務和衝突，如果真的以額外的能量解決問題，血壓就會降回正常值，可是高血壓的人無法解決衝突，結果沒有用掉額外的壓力，只是躲進表面的忙碌，試圖以大量外在的活動，轉移自己和別人的心思，不去面對處理衝突的挑戰。

我們可以看出，低血壓的人和高血壓的人都會逃避即將發生的衝突，只是各自用不同的方法罷了。**低血壓的人以退縮到無意識中來迴避衝突**，相反的，**高血壓的人則藉由過多的活動和過度的活力，使自己和周圍的人不去注意衝突**，換句話說，他們是以行動來逃避。從這種對立性中，我們發現低血壓較常見於女性，而高血壓較常見於男性。此外，高血壓也代表攻擊性受到壓抑，所有敵意都卡在意念裡，能量無法透過行動而釋放，當事人通常把這種態度稱做「自制」。攻擊的衝動會增加壓力，而自制會使血管收縮以控制壓力，於是血液的壓力和血管壁的反壓共同造成高血壓。稍後會談到控制攻擊性的心態最後會直接造成心臟病發作。

還有一種眾所周知的高血壓是年齡和動脈硬化造成的，動脈的功能是傳輸和交流，當動脈的彈性和伸縮性隨著年齡增長而消失時，溝通能力也變得僵化，所以內在的壓力必然升高。

心臟

心臟的搏動是自主的活動，除非經過某些訓練（例如生物回饋），否則無法隨意控制。心竇心律代表嚴格的身體規範，心律就像呼吸一樣，只是後者比較容易刻意調整。心跳是受到嚴格控制的和諧律動，當心臟突然跳不穩或是跳動過速時，就造成所謂心律不整，這代表正常秩序受到破壞，或說是偏離了正常的規律。

從許多到談到心的俗語中，我們看到心臟總是和情緒狀態有關。「情緒」（emotion）是我們從內心發出的東西，一種從內向外的動作（拉丁文emovere的意思就是「從內心發出」）。我們會說「高興得心直跳」、「心裡嚇得發抖」、「心裡充滿情緒」、「心臟跳到嘴巴了」、「我心裡有事」、「她很貼心」、「他銘記在心」。如果一個人缺少這種情緒的部分、非常依賴理性的話，就會給人「鐵石心腸」的印象。一對戀人相遇時，我們會說他們「心心相印」。在這些話中，都把心臟象徵人的核心，不受理智和意志的控制。

心臟不只是一個核心，也是身體的中心：它在身體的中間，稍微偏向左側，也就是「感受」側（相應於右大腦半球），它的位置正是我們指「自己」的地方。各種感受，尤其是愛的感受，與心臟密切相連，從上述引用的俗語就可以看出來。如果我們「把心給了孩子」，意思就是我們愛孩子。如果我們「心繫某人」，就表示我們向他們打開自己，讓他們進入，於是我們成了「心胸開闊」的人。我們準備好向別人敞開自己和自己的感受，就是「打開心房」的人。相反的，保留而不肯敞開自己、「心胸狹窄」的人，就是不肯「傾聽心裡的聲音」、不懂得「心中感受」的人，是「鐵石心腸」，他們永遠不會「把心獻給別人」，因為這意味著把自己付出去，所以他們小心翼翼地不要「把心放在任何事上」，結果對每一件事都「不熱心」。相反的，「心軟」的人預備好「全心」去愛別人，毫無保留、永無休止，這種感情至少指出超越對立性的路，因為對立性要求每件事都有限度和止境。

我們發現心臟可以恰當地象徵這兩者。心臟在解剖上由內壁分成兩部分，就好像一次心跳會有兩個聲音一樣。我們在出生吸入第一口空氣時，就進入對立性，心臟內壁上原本接連兩部分的孔道自動關閉起來，原有的一個大心室和一種循環突然變成兩個，這種經驗常常使新生兒感到錯亂。心臟的基本象徵可以從特殊的標誌看出來，就是兩個圓形的腔匯合成一個尖端，任何小孩都會自動畫出這種形狀，代表由二合而為一，所以心臟也象徵我們的愛和合一。我們說母親「把孩子放在心裡」，就是這個意思。從解剖學來看，這種措辭當然毫無意義，這裡的心只是象徵我們愛的核心。在身體構造上，其實心臟在上半身，而孩子在下半身生長。

我們甚至可以說，人類有兩個核心，一個在上面，一個在下面，就是頭腦和心臟、理智和感受。我們期待「完整」的人同時有這兩種功能，並達到和諧的平衡。純理智的人偏於一隅而顯得冷漠，只顧感情的人則會混亂而顯得一團糟，只有兩種功能可以互補而彼此豐富對方時，一個人才會令人覺得「圓滿」。

許多談到心臟的俗語使我們了解，干擾心臟平常規律搏動的問題總是和情緒有關，不論是使心跳加速或停止的震驚，還是使心跳加快到自己覺得心臟跳到喉嚨的快樂或愛意，都與情緒有關。心律不整時也是相同的情形，只是看不到相應的情緒，問題就在於此：正因為這些人沒有把「任何舊有的情緒」從熟悉的常軌拉出來，身體才有律動的問題。這種病人因為沒有信心讓自己受情緒干擾，而使心臟受到干擾，他們執著於理性和熟悉的生活方式，不願意既定的常規受到感受和情緒的破壞，他們不想讓和諧的生活規律因為情緒爆發而受干擾，可是這些人的情緒會轉化到身體，於是心臟開始受到干擾，心跳變得不穩，而逼使當事人「傾聽自己的心聲」。

在正常情形下，我們並不知道自己的心跳，只有在情緒或疾病的壓力下，才能聽到並感覺到。只有在我們受某件事的刺激，或是出現重大的變化時，心跳才會受到意識的注意，在此我們發現了認識所有心臟症狀的主要關鍵：心臟的症狀迫使我們再次「傾聽自己的心聲」。心臟病人是那些只傾聽腦袋的人，在他們的生活中，心臟只扮演微乎其微的角色，這種情形在心臟病畏懼症（心臟病精神官能症）的人身上特別明顯，所謂**心臟病畏懼**

症的意思就是在毫無身體問題的情形下，害怕自己有心臟病，以致於過度地注意心臟，他們對心跳擔心到願意重新安排所有生活。

從這種行為方式，我們可以再次看到疾病運作的智慧和諷刺性。心臟病畏懼症病人一直被迫去觀察自己的心臟，願意讓整個生活配合心臟的需要，他們一直活在「擔心」中，害怕有一天心臟會停止跳動。心臟病畏懼症迫使他們把心臟重新放到意識關切的核心位置。對此，誰能不「打從心坎裡」開懷大笑呢？

若說心臟病畏懼症是發生在心理層面的話，那**心絞痛**就已降入身體層面了，這時心臟的血管已經硬化而狹窄，不再能提供足夠的養分，這個部分實在不需要再多做解釋，因為每個人都知道「心硬如石」的人是什麼樣子。「絞痛」（**angina**）的字面意義是「緊」，而「心絞痛」（**angina pectoris**）則是「胸部緊」的意思。有心臟病畏懼病的人是因為恐懼而感到胸部緊，但心絞痛病人的緊則是表示病人真的心胸狹窄。正統醫學的療法非常具有象徵性：在急診室給病人硝化甘油（例如舌下含片），換句話說，就是炸藥！用這種方法把狹窄的地方「炸開」，使心臟在生活中重獲空間。心臟病人通常會擔心自己的心，這種擔心是正確的！

可是許多人仍然不了解這種挑戰，一旦害怕到除了所謂「正常」以外，什麼也不信任時，就去安裝心臟節律器，於是生活的律動被節律器取代（機器之於律動就好像死亡之於生命！）原先由感受控制的部分被機器代替，而喪失了自然心律的彈性和適應性，活生生心臟的不規則性對我們也不再構成威脅。「心胸狹窄」的人就成為自私欲望和權力夢想的犧牲品。

每個人都知道高血壓的病人容易罹患心臟病。先前已經談過，高血壓病人會以自制壓抑許多攻擊性，正是受到阻礙的攻擊能量在心臟病發作時釋出，撕破病人的心臟。心臟病發作是病人過去無法表現出的「攻擊」和「衝擊」的總和。在心臟病發作時，會親身經歷「過分重視『我』和意志的掌控，會切斷我們與生命之流的連繫」的古訓，只有堅硬的心才會破碎！

★有心臟問題和心臟病的人，值得探討下述問題：

1. 我的頭和心，我的理智和感受，是否達到和諧的平衡？
2. 我是否讓感受自由發展，並願意表達出來？
3. 我的生活和愛是「全心的」，還是「不熱心的」？
4. 我的生活是否充滿鮮活的律動，還是遵循規則、僵化的方式？

5. 我的生活是否仍有許多易燃物和炸藥呢？
6. 我是否傾聽自己的心？

結締組織的問題、靜脈曲張和血栓

結締組織（間質）把所有分化的細胞連結起來，使它們有堅固的組成，並將各個器官和功能實體結合成較大的整體，而被視為一個單獨的整體。柔弱的結締組織表示缺乏堅實性、容易順從、缺少內在的彈性。這種人必然容易受傷，而且會耿耿於懷，這種症狀在身體上會顯示輕微碰撞就容易產生瘀青。

靜脈曲張和結締組織的問題密切相關，病人的血鬱積在腳部的表淺靜脈，結果循環過於偏重下半身，這表示當事人有明顯的世俗傾向，有遲緩、笨重的情形，這些人比較缺乏彈性和靈活性。其實我們在貧血和低血壓時所談到的相關情形，也都適用於靜脈曲張。

血栓是靜脈被血塊阻塞，真正的危險在於血塊可能會散開來而進入肺臟造成栓塞。這個症狀背後的問題很明顯，血液本來應該是流動的液體，現在卻凝結起來，以致於整個循環停滯，流動性的前提是改變的能力，當我們停止改變時，身體就會有緊縮和阻塞造成的症狀。外在的流動性要以內在的流動性為前提，如果意識變得遲緩、看法凝結成固著的觀點和判斷，身體的液體就會凝結。大家都知道，臥病在床的人容易得到血栓，可是臥病在床本身也很清楚顯示出無法活出流動性的情形。赫拉克利特（**Heraclitus**）說：「一切都在流動。」在兩極對立的存在形式中，生命會以運動和改變來表現，任何緊抓著一極不放的企圖，都會導致停滯和死亡。永恆不變的存在狀態只見於超越對立性的境界，但要達到這個境界，必須把自己交託給變化，只有變化才能在最後把我們帶到不變的境界。

18 運動系統與神經

姿態

當我們說到人的「姿態」或「態度」時（更不用說「位置」、「舉止」、「儀態」等說法了），並沒有很清楚地表示是指身體的姿勢還是內在的態度。不過，這種語言上的模糊並不會造成誤解，因為內在的姿態和外在的姿態是互相對應的。外在只是內在的鏡子，例如我們說一位「正直」的人時，大多不會想到正直（挺直）也是一種體態，在人類史上有決定性的意義。其他動物都不是正直的，因為牠們的身體無法保持直立。在很久以前的某個時刻，人類邁出重要的一步，直立起來，把目光投向天空，得到成為神祇的機會，在這同時也起了傲慢的想法，自以為是神。從純粹身體的層面來看，直立同時帶來了危險和機會，四腳動物的姿勢可以保護身體脆弱的部分，在人類直立後就無法保護。這種缺乏保護、容易受傷的狀態同時帶來較大的開放性和敏感性，這兩種性質是相對的兩極。脊柱使我們能保持站立的姿勢，使我們既能直立又能彎曲，同時給了我們堅強和柔軟。脊柱呈雙型，可以吸收衝擊的力量，在堅硬的脊椎和柔軟的椎間盤兩種對立的性質中，使我們擁有柔軟和彈性。

我們已經指出內在和外在的姿態間有直接的相關，許多說法都表現出這種類比，比如「坦率」（平直）和「正直」（挺直）的人，「不老實」（彎曲）的人，還有所謂「刻板」或「硬頸」的人，還有「卑躬屈膝」和「畏縮」的人。許多人不但缺乏「正直」，甚至完全不能「腳踏實地」。我們還會因為某種特殊的虛假內在態度而影響我們的「站立」，所以父母對子女大喊「站直！」或是「你就不能坐正嗎？」時，虛假的遊戲於焉開始。

軍隊要求軍人「立正」，這種情形是非常荒誕的，軍人雖然會照著要求擺出某種特別的姿勢，內在卻沒有這種狀態。自古以來，軍隊耗費心力訓練軍人採取特定的姿勢，可是從戰略來看是非常愚蠢的，不論是踢正步或立正，在戰場上都是無用的。訓練軍人採取特殊姿勢的唯一理由就是打斷內在與外在姿態的自然關聯。軍人內心缺少外在的姿態，就會在休假時、某次勝利後，或是其他類似的情況下爆發出來。游擊隊員不需要採取外在的姿勢，因為他們的內在狀態與外在姿勢是一致的。戰鬥力與內在態度明顯一致，人為強加的外在姿勢則會使戰鬥力減弱。例如，我們比較軍人和牛仔，前者的姿勢僵硬（立正時手腳緊繃），後者則永遠不會為了保持手腳筆直而限制自己的機動性，這種開放的姿勢使人容易找到重心，就好像太極拳的姿勢一樣。

我們立刻發現任何與內在本性不符合的姿勢，都是不自然的，反過來說，我們可以從一個人自然的姿勢認識他。如果疾病使任何人進入某個不會自願採用的特別姿勢，這個姿勢就顯示出這個人未曾體驗過的內在態度，是他一直在對抗的部分。

從個別的人來考慮，我們需要決定他們是否真的認同表面的態度，還是被迫採取違反自己意願的態度。前者的態度只是反映出自己意識認同的部分，後者則顯示經過改變的病態姿勢其實是陰影的部分，是他希望與之無關的部分。所以一生極度挺直身體跨步的人，把頭抬得老高，是想表現出某種高傲、得意、自大、正直的樣子，這種人也很容易認同這些性質，不會去否認它們。

可是，**僵直性脊椎炎**的病人就不一樣了，他們的脊椎會有類似竹節的變形，這代表潛意識的自我中心與缺乏彈性的情形（這是病人自己完全沒有覺察到的）轉化到身體，結果脊柱骨化成一整片，S型的脊椎變得平直或反向扭曲，使背部僵硬、頭部往前伸出。病人會「一直想不愉快的事」（字面意義為「磨鼻子」），而他們也真的很僵化、頑固、缺少彈性。駝背所表現的問題也有類似的意義：駝背顯示的是未曾體驗到的謙遜。

椎間盤和坐骨神經痛

脊椎間的軟骨盤，特別是在腰椎的部位，受到壓力時會被擠壓到外面的旁側，而壓到神經，造成各種疼痛，比如**坐骨神經痛**、**腰痛**等等。**這個症狀背後的問題是負擔過重。**肩頭堆積過多壓力、而又不自覺已經負荷過重的人，就會體驗到這些壓力以背痛的形式表現，疼痛迫使他們不要著急，因為每一個動作、每一個活動都會使他感到疼痛。這是非常合理的自我調節，可是許多人試圖以止痛藥來壓抑這種自我調節，好能不顧一切繼續進行平常的活動，其實他們應該藉這個機會靜靜思考為什麼自己承擔了這麼大的壓力。承擔過多向來表示試圖使自己看起來重要而能幹，以補償內在的渺小感。

在偉大成就的背後，總是有不安全和自卑的感受。真正認識自己的人就不再需要成就任何事：他們就是自己。然而，在世界史上，所有偉大的（或不那麼偉大的）成就，都是人被內在的自卑感鞭策，要取得外表偉大的結果。儘管並沒有人要求或期望他們證明什麼（除了他們自己），他們還是決定向世人、向自己證明些什麼，可是，問題是「什麼呢？」這種過度求取成就的人可以藉最早的機會問自己為什麼要做這些事，免得最後的失望會造成太大的打擊。對自己誠實的人終將發現答案是「要被認可、要被愛」，真的，唯一已知的成就動機就是愛的尋求，這種追求終將幻滅，因為不可能藉這種途徑得到這個目標。畢竟，愛是沒有動機的。愛的祕密正是在於其沒有條件。母愛可以說是愛的模範，客觀來看，小寶寶只會帶給母親困擾和麻煩，可是母親不會這麼看，因為她愛自己的寶寶，為什麼？並沒有任何答案，如果有的話，那就算不得是愛了。自覺或不自覺的，我們都渴望愛是純粹、沒有條件、不證自明的，完全不需要仰賴任何外在或個人的成就。

自卑感就是認為自己是不值得愛的，於是企圖藉著變得越來越聰明、能幹、富有、出名等等，使自己成為值得愛的人。我們希望藉著外在的貼金（粉飾）使自己變為值得愛的人，即使這時發現別人真的愛我們，也會開始懷疑是因為成就、名聲、財富等等才被愛，結果自己設法阻擋了真愛的路。我們被認可的成就並不能滿足原初驅使我們取得成就的渴望，所以我們需要適時而自覺地處理自卑感和渺小感的問題，拒絕承認這一點的人、堅持承擔更多任務的人，就會在身體上開始變小，結果椎間盤受到壓迫而開始縮小，痛苦使他們採取彎曲駝背的姿勢。身體總是會說出真相的。

椎間盤的任務就是保持身體的柔軟度和彈性，如果脊椎擠在一起造成椎間盤失去動彈的空間，其動作就會受到限制，我們的姿勢也會變得僵硬而無法移動，於是常常採取特殊的姿勢。在心理範疇也會產生完全相同的型態，如果我們在心理上受到限制，完全缺乏開放性和彈性，就會變得僵化，並堅持保持某種特殊的內在態度。在整脊治療（chiropractic）中，藉著突然的推力和拉力放鬆脊椎的擁擠情形，可以放善椎間盤的空間，而恢復原本自然接觸的位置。

就像使關節和脊椎復位的方法一樣，用同樣的方式可以「矯正」或「理清」受壓抑的靈魂，藉著當頭棒喝而脫離現有的心態，才有機會重新調整、重新發現自己。受到壓抑的人很怕被人以這種方式猛擊，就好像病人很怕被整脊師矯治一樣。不過，在這兩種情形中，都需要猛然一擊才能得到真正的成功。

關節

關節使我們能移動，許多影響關節的症狀都是因為發炎而導致疼痛，進而使動作受到限制，甚至完全僵硬。當關節僵硬時，表示病人對某件事「採取僵化的態度」。僵硬的關節就喪失了功能，同樣的，對任何問題或系統採取僵化的態度，也會喪失其效用。僵硬的脖子其實是這個人「硬頸」的象徵。通常光從字面意義就足以了解症狀要告訴我們什麼。除了發炎和僵硬，關節的疾病還包括扭傷、拉傷、挫傷和韌帶斷裂。再一次的，語言的相關圖像是很有意義的，以關節為例，我們只需要細想下述說法：「過於拉扯自己」、「走過頭了」、「使人承受過重的負擔」（拉傷）、「對某人施壓」、「過於緊張或過度勞累」（拉傷），以致於「精神完全失常」（扭傷）。不止關節可以受到「矯正」、「整復」，也可以使狀況、關係和事物的狀態恢復原狀。

使關節復位時，常常需要將之彎曲到極端的位置，甚至將原已處於極端位置的關節進一步推過頭，才能從極端恢復到新的中點，這個技巧也能用在心理治療中，如果某人卡在某個極端的立場，藉著將他更推往這個立場，直到達到轉折點，就能重新找到「愉快的中庸之道」。脫離某種既定立場的最快速之道，就是問題極端的核心。可是懦弱常使我們無法全心採納這種方法，結果卡在問題特殊極端的半途中。由於大多數人做事都做得不完全，於是陷在自己的觀點和熟悉的行為方式，而很少有真正的改變。其實每個極端都有其限度，過了這個限度就會轉往相反的一極，所以，極端的緊張是得到放鬆的好方法（Jakobsen training）。這就是為什麼物理學是第一個發現形上學的科學，也是為什麼和平運動容易導致戰爭的原因。愉快的中庸之道是必須經過努力的，如果想要直接掌握中庸，只會陷入平庸之中。

移動性也可能因為使用過度而成為無法動彈，關節的機械性變化常常顯示其限度，告訴我們在某一極或某一方向已經利用到極致，而造成問題，換句話說，我們已經走過頭或把事情做得太過頭了，這時就該把注意力轉向相反的一極。

現代醫學使我們能以人工關節置換許多部位的關節，特別常見於髖關節（體內人工關節），我們在談到假牙時已強調過，義肢是一種欺騙，在少了某種東西時還假裝有。如果一個人的內心是僵化頑固的，卻在外表的行為表現出靈活的樣子，那髖關節的症狀就會矯正這種情形，誠實地表現出內在的情形，可是人工關節卻抵消了這種矯正，再度表現出身體的靈活性。

為了說明醫學會使我們多麼不誠實，可以想像下述的情境：假設以魔法使所有人工的材料立刻消失：眼鏡和隱形眼鏡、助聽器、人工關節、假牙、整容、金屬骨釘、心臟節律器，以及所有植入人體的金屬和塑膠物品，這種景象將是多麼駭人啊！

如果我們進一步以魔法移走所有醫學的成就，這種成就在過去救回許多瀕死的人，我們立刻會發現四周都是屍體、殘廢、跛子、半盲和半聾的人，這是一種恐怖的景象，但至少它是誠實的，可以呈現人類靈魂的真正狀況！許多醫學技巧努力修復人體，以各種人工零件建構人體，看起來好像是有生命而真實的，使我們不需要面對上述可怕的景象，可是人的靈魂呢？什麼也沒有改變，仍然和以前一樣是死的、瞎的、聾的、僵化的、痙攣的、殘廢的，只是我們看不見罷了。這就是為什麼我們這麼害怕誠實的原因，就好像重演《格雷的畫像》的故事一樣（《*The Picture of Dorian Gray*》是愛爾蘭作家王爾德的長篇小說，情節怪誕）。我們可以利用各種騙術暫時保存青春和美貌，可是一旦面對內在的真正面貌時，就會覺得十分恐怖。不斷處理我們的靈魂遠比照顧身體更為重要，因為身體是暫時的，意識才是長存的。

類風濕性關節炎

風濕病是定義不清、包含很多情形的用語，涵蓋各種組織的疼痛性變化，主要見於關節和肌肉。風濕病和發炎有關，可以是急性，也可以是慢性的，會造成組織或肌肉的腫脹和關節的變形與僵硬。病人的活動性會因為疼痛而受到限制，以致於無法有效使用。休息後，關節和肌肉的疼痛會惡化，活動後則會改善。長期不活動會造成肌肉萎縮，最後關節會呈現紡錘形腫脹。

疾病剛開始會有早晨關節僵硬和疼痛的情形，後來則會有關節腫脹、常常發紅的情形。受影響的關節通常是對稱的，疼痛會從周邊的小關節逐漸向內影響到主要的大關節。疾病通常是慢性的，僵硬的程度會逐漸加重。

疾病的過程會導致逐漸僵硬，然後嚴重到無法使用，然而多處關節發炎的病人卻極少抱怨，顯示出極大的耐性，對病痛表現出極度的冷漠。

多處關節發炎的症狀使我們鮮明地面對所有運動系統疾病的核心主題，就是動作和休息、活動和僵硬間的對立。幾乎所有風濕病人的過去史都顯示出過度的活動，典型的情形是曾投入競爭性和爭鬥性的運動、在家中和庭院裡仍過度勞動、不眠不休地工作、認為必須為別人犧牲自己。多處關節炎正是影響這種積極、好動、敏捷、不休息的人，使他們罹患長期的僵硬，直到最後殘廢迫使他們完全靜止不動。換句話說，發生的似乎是以僵硬來矯正過多的動作和活動。

乍看之下似乎很奇怪，我們向來堅持的觀點不就是需要變化和動作嗎？當想到身體疾病的功能就是迫使我們誠實，那這種關連就很清楚了，在多處關節發炎的病人身上，這表示病人其實是很僵化的人，發病前過多的活動和過度的靈活，都只是身體層面的表現，只是為了彌補意識中緊握不放的僵化。在德文中，僵硬（starr）這個字與頑固（stur）、僵化（steif）、固執（storrisch），甚至與凝視（stieren）、死亡（sterben）這些字是非常相關的。

這些用語都很符合多處關節發炎病人的性格類型，經過身心醫學半世紀以來對這類病人的研究，已經非常了解他們的人格特徵，科學家普遍同意：「多處關節發炎病人的個性顯示有過度認真與完美主義的強迫傾向，以及自虐與憂鬱的傾向，強烈需要自我犧牲和誇大的助人，加上過度的道德行為和容易有憂鬱的情緒。」（語出布勞提根）這些性格特質顯示這些人的心靈其實是多麼地僵化頑固，多麼缺乏彈性與靈活性。所有運動性活動和身體的好動都只是過度補償內在的固著，以防衛機轉把注意力轉離強迫性的僵化罷了。

這種病人經常參加各種競爭性運動，這使我們想到下一個問題，就是攻擊性。風濕病人會在運動功能上抑制其攻擊性，換句話說，他們的能量阻塞在肌肉系統中。在實驗中測量風濕病人肌肉的電流活動，清楚顯示任何刺激都會造成肌肉張力增加，特別是關節周圍的肌肉。這種測量證實了原有的懷疑，就是風濕病人有約束各種攻擊衝動的強迫性，於是這些攻擊衝動轉化到身體的動作。沒有釋放出來的能量被圍困在關節周圍的肌肉中，沒有使用，而轉化成發炎和疼痛。病程中的每一種疼痛都是原本想加諸他人的疼痛。如果我不控制攻擊性而毆打別人，是對方會感到疼痛；相反的，我約束住攻擊衝動，攻擊性就轉到我身上，我就成了覺得痛的人（自體攻擊性）。任何覺得痠痛的人都要想想這種痛楚本來是要加在什麼人身上。

類風濕性關節炎有一種特別的症狀，手會緊握成拳頭狀（慢性上髁病變），這是手肘周圍肌肉的韌帶發炎所造成的，所形成的「握緊拳頭狀」生動顯示出病人隱藏的攻擊性，以及「用拳頭敲打桌子」的欲望。手掌變成拳頭的類似傾向也可見於手掌攣縮病（Dupuytren 氏攣縮），這種病人的手掌完全無法張開。相反的，打開的手掌象徵愛好和平，打開手掌向人敬禮致意的習俗是向遇見的人表示張開的手空無一物，沒有拿武器，表達我們和平的意圖。同樣的象徵也適用於我們「向人伸出援手」。張開的手表示和平、安撫的意圖，而緊握的拳頭則是敵意和攻擊的表徵。

風濕病人無法承認自己的攻擊衝動，否則他們就不需要壓抑、阻撓這些衝動。既然這些衝動仍然存在，他們就會產生強烈的潛意識罪惡感，轉而使自己展現大量助人和為他人自我犧牲的態度，結果是一種奇怪的組合，利他的服務同時伴隨對他人的控制，亞歷山大把這種情形貼切地形容為「仁慈的專制」。疾病常常會出現在生活環境出現某種變化，剝奪了以服務來彌補罪惡感的機會時。風濕病的戲碼還有許多常見的副作用，可以顯示出其核心正是壓抑的攻擊性：最常見的症狀包括胃腸不適、心臟的症狀、性冷感和性能力的問題，以及焦慮和憂鬱。女性罹病的比例是男性的兩倍，或可解釋為女性較有意地壓抑自己敵意衝動的表現。

自然療法認為風濕病是毒物堆積在結締組織中造成的，從本書的觀點來看，堆積的毒素象徵未處理的問題或未經理解的主題，被病人壓抑到潛意識中而沒有解決。這也是禁食療法的重點所在，當把外界的食物來源完全移除時，生物就會消耗自身的營養，而迫使身體「垃圾桶」把內容物燃燒、處理。這個過程相當於心理層面處理原本埋藏、壓抑的主題，使它們完全攤在意識之光中。可是風濕病人就是不願意對付他們的問題，他們太僵化固執了，對問題長久以來就是「採取僵化的態度」，他們太害怕誠實地探索自己的利他行為、屈從無私、道德標準與百依百順的態度，所以自我中心、僵化固著、適應不良、控制的衝動和攻擊性，都隱藏在陰影之中，由此持續把這些問題轉化到顯而易見的身體僵硬和不靈活，最終結束了所有虛假的卑躬屈膝。

運動機能障礙：斜頸與寫字痙攣

這些障礙的共同特徵就是病人喪失部分運動功能的控制，這些功能在正常時是受意志控制的，當病人覺得被人注意，或是擔心被人注意時，這些功能當然就容易失去控制而變得混亂。（痙攣性）斜頸是頭部慢慢或猛然轉向一側，有時會完全歪到一旁，大部分人可以在幾秒鐘之內就轉回正常的位置。值得注意的是，某些機械性輔助方式可以讓病人比較容易保持頭部正直，比如用手指托住下巴或是使用頸部的支架。可是對頸部位置最有影響的，是病人自己對空間位置的主觀評估，如果他們背靠著牆，把頭頂著牆面，就很容易保持頭部正直。

這種特性，加上症狀和特殊的處境有關（特別是有別人在場的時候），直截了當地顯示出這種障礙背後的主要問題，是以自信與缺乏自信這兩極的對立為中心而產生的。運動機能障礙還會影響其他隨意肌的功能（包括所有不同的抽搐動作），顯示出病人是多麼焦慮地想在別人面前表現出自信的樣子，卻在無意中透露出自己不但缺乏自信，甚至連自我控制的力量都沒有。目不轉睛看著別人的臉向來被認為是膽量與勇氣的表徵，但就在需要以這種方式看人的場合時，斜頸患者卻全力把頭轉向一旁，顯示這種人越來越怕會見重要的人或是出席社交場合，這種害怕至少是誠實的，他們因為症狀而逃避某些情境，一如他們對其他不舒服的情境向來抱持逃避的態度。他們把目光轉離各種衝突，不願見到生命中苦惱的部分。

保持頭和身體的正直，使我們不得不直接而及時地看見眼前的所有挑戰。如果我們把頭轉開，就逃避了這種對峙，而成為「不對稱」的人，雖然避開了我們不想面對的事，卻開始以「歪斜」、「扭曲」的角度來看事情，難怪俗語以「轉動某人的頭」（**turn a person's head**）來形容人以「偏斜」和「扭曲」的方式看待事物。這種心理上的折磨會剝奪當事人的視見，糊裡糊塗地跟隨別人的看法和想法。

寫字痙攣和鋼琴家、小提琴家的手指痙攣也有非常類似的背景，我們可以在這些人的人格中發現極端的驕傲和過度的做作。患者會刻意在社交場合推銷自己，卻又在表面上顯得非常謙遜，他們急於在別人面前有所表現（美麗的文字和音樂），手部強直性的痙攣卻誠實地說明了一切，顯示出他們的努力和表現就像抽筋一樣用力，表明他們其實「沒什麼可說（或寫）的」。

咬指甲

咬指甲並不算是運動機能障礙，會在此處談到這種情形，只是因為表面上看起來很類似。咬指甲也是一種克服手部隨意肌控制的衝動。不只兒童和青少年會有短期咬指甲的癖好，成人也常多年擁有這種難以治療的症狀。咬指甲的心理背景非常明顯，了解其關連有助於許多父母知道孩子為什麼有這種情形，因為禁止、威脅和處罰都是最不恰當的反應。

人的指甲相當於動物的爪子，爪子基本上是為了防禦和攻擊，換句話說，是攻擊性的工具。我們說「張牙舞爪」，表示牙齒和爪子有相同的意思。動物露出爪子表示準備一戰。事實上，大多數高等掠食性動物都是以爪子和牙齒當武器。咬指甲無異於閹割自己的攻擊衝動！**咬指甲的人害怕自己的攻擊性**，於是以象徵的方式磨鈍自己的武器。「咬」本身有助於消耗攻擊性，又是直接針對自己，所以**他們咬掉的是自己的攻擊性**。

女性如果有咬指甲的癖好多半是因為嫉妒別人修長、艷紅、亮麗的指甲，塗上蔻丹的長指甲其實是特別顯著、閃現攻擊性的象徵：炫耀自己的女性等於是向每一個看見的人展現攻擊的傾向，這種女性當然特別容易被那些不承認自己攻擊性的人所嫉妒。事實上，希望自己擁有修長艷紅指甲的人只是表現出內在的期望，想要公然顯露出自己的攻擊性。

小孩咬指甲表示缺乏表達攻擊性的自信，父母應該反省是否在自己的行為中，或是教養孩子時，壓抑孩子的攻擊性，或是把某些負面的價值觀連結到攻擊性，這時應該努力給孩子足夠的空間，鼓起勇氣把攻擊衝動或引起內疚的感覺表現出來。當然了，一般說來，這類做法會使父母很焦慮，父母如果沒有攻擊性的問題，孩子就不會有咬指甲的習慣，如果父母開始質疑自己的虛偽行為，並學會看見埋藏在表相背後的真相，整個家庭就可以有健全的發展。一旦孩子學會維護自我，而不是順從父母的恐懼，就能輕而易舉地克服咬指甲的習慣。如果父母沒有準備好要改變自己，至少可以不要去抱怨孩子的症狀。

口吃

語言是流暢的，所以我們會說「口若懸河」和「流暢的語調」。可是，口吃的人就喪失了這種流暢，他們說話是斷斷續續、支離破碎的。流暢需要充裕的空間，如果強迫水通過噴嘴，就會造成堵塞和壓力，結果水會從噴嘴中噴出，而不是流出來。同樣的，口吃的人因為縮緊喉嚨而防礙了語言的流暢。我們已經指出，緊縮和恐懼是伴隨在一起的，口吃者的恐懼位於喉嚨，喉嚨是身體和頭部、上和下的溝通路徑，原本就比較狹窄。

在此我們要請大家回想，在談到偏頭痛的章節時，所談關於「下」和「上」的象徵意義。口吃的人試圖使喉嚨這個連結的門盡可能地狹窄，好能嚴格管制來自下方的東西，以比喻來說，就是要避免潛意識浮現到意識之中。在古時候的堡壘也可以看見類似的防衛策略，以狹小容易看守的通道來防衛，這種通道之所以容易控制，就是造成阻塞，防止許多人一下子湧入。同樣的，口吃的人控制喉嚨就是怕來自下面的東西會進入意識，換句話說，就是要「掐住喉嚨」來扼殺它。

我們都知道所謂「腰部以下」（below the belt）就是指「下流猥褻」的性欲，腰代表「危險的」下層和「乾淨、被認可的」上層間的邊界，口吃的人把邊界提高到頸部，覺得與身體有關的每一件事都是危險的，只有頭部才是純潔乾淨的。口吃的人就像偏頭痛病人一樣，用頭腦來取代性欲，結果上身和下身一樣綳得很緊，他們拒絕放下，或是向身體的驅力和衝動開放自己，結果壓力變得更大，壓抑得越久使他們更害怕，甚至最後認為是口吃的症狀造成人際和合作關係的困難，而造成惡性循環。

口吃的小孩也有同樣的情形，通常也都被解釋成口吃所造成的結果，可是口吃其實只是一種抑制的表現，也就是小孩受到抑制，於是表現出口吃。口吃的小孩不敢發洩內在的壓力，害怕任其自然表現出來，他們限制流暢的表達，以便好好控制住衝動。我們把這種內在的壓力稱為性欲、攻擊性，或是視個別情況而有不同的稱呼，都沒有關係，重點在於**口吃的人會避免直接說出心裡的話**。語言是表達的工具，如果我們對想從內心出來的東西施加壓力，正表示我們害怕這個想出來的東西，於是關閉自己。一旦口吃的人真的開放自己，就會湧出性欲、攻擊性和言語的狂流。等到說出每一件未說出來的事，就沒有理由再口吃了。

19 意外事故

許多人對我們用詮釋其他疾病的觀念來解釋意外事故，感到非常驚訝。一般人認為意外事故和疾病完全是兩回事，畢竟意外事故是來自「外界」的，怎麼能說是自己的責任呢？這種說法只是一再顯示出，一般的想法是多麼地混淆而不準確，或者說，我們推論的想法是多麼配合潛意識的期望。我們發現，要為整個生活以及生活中經歷的全部事情負起完全的責任，是多麼不舒服的事，我們總是找尋機會把自己的過錯投射到「外在」，當這種投射被人揭露時，總是會使我們感到惱羞成怒。

我們必須清楚地看見，總是有一些事情看起來好像是來自「外在」的，而被解釋為「原因」，可是，這種因果模式的詮釋只是看待兩件事關係的可能方法之一罷了，本書決心以另一種可能來取代（或說是補充）習以為常的看法。當我們照鏡子時，鏡中的影像好像是從「外界」來看我們，但鏡中的影像並不是我們長相的「原因」。感冒時，從「外界」進入我們身體的是細菌，所以我們把它們當成原因。當我們遇到車禍時，醉酒從外側超車的司機也理所當然地被我們視為意外的原因。這些都是從功能層面提出的解釋，但這不能阻止我們從內在的內容來詮釋意外的發生。

共振律認為我們不會與對我們沒有直接影響的任何事發生接觸，功能上的關係只是物質媒介，是在物質層面有任何展現所必須的。畫圖需要畫布與顏料，但畫布和顏料都不是形成圖畫的原因，只是藝術家呈現內心圖像的物質媒介，如果不考慮圖畫的內容，卻說形成圖畫的真正原因在於顏料、畫布和畫筆的話，就太愚蠢了。

我們應該以探索疾病的方式來探索臨到我們的意外事故，也不要因為把任何事看成「原因」，就不敢去面對它，相反的，要把生活中每一件事的發生都看成自己的責任，絕無例外，如此我們才能不再去尋找任何例外的情形。就我們所承受的痛苦而言，自己就是痛苦之源（我們當然沒有否認痛苦的嚴重程度）。每一個人既是加害者，也是受害者，當我們無法在自己裡面找到這兩者時，就失去成為完整的機會。從我們責備「外在」、將之視為加害者的激烈程度來看，就可以看出我們多麼仇視自己內在的加害者。我們缺乏的是「洞識」，這種識見能讓我們看見加害者和受害者都在自己的內心。

意外是出於潛意識動機的看法，早已不是新聞，很久以前佛洛伊德就在《日常生活的心理分析》（*Psychopathology of Everyday Life*）一書中認為，說溜嘴、遺忘、找不到東西和其他「佛洛伊德式口誤」，都是潛意識意圖的產物。從那時起，身心科學的研究已經根據統計發現所謂「有意外傾向」的人格型態，意思就是有一種特殊的人格，傾向於以意外的方式來表現內在的衝突。早在一九二六年，德國心理學家馬爾比（K. Marbe）就以《意外事故和職業災害的實用心理學》為題，說明一個出過意外事故的人比沒有遇過意外事故的人，更容易再發生意外事故。

亞歷山大（Alexander）在一九五〇年所出版關於身心醫學的重要著作中，有這樣一段話：「在關於康乃狄克州車禍的研究中，顯示六年之間，有一小部分（百分之三點九）出車禍的司機，卻造成百分之三十六點四的車禍。有一家僱用許多卡車司機的大公司非常在意車禍造成的高額損失，而致力研究車禍原因，以降低車禍的頻率。他們還調查個別司機的意外史，並據此調動經常肇事者的職務，這個簡單的方法成功地把車禍減少到原有的五分之一。值得注意的是，調查發現那些經常肇事的司機在新的工作中還是很容易發生意外。這無疑顯示確實有容易發生意外事故的人，而且這些人在各種工作和日常生活中都有這種特質。」（《身心醫學》〔*Psychosomatic Medicine*〕，亞歷山大〔Alexander F.〕著）

亞歷山大進一步推論「在大多數意外中，都有故意的成分，雖然這種意圖並不是出於意識的。」換句話說，大部分意外是出於潛意識的動機。這些珍貴的心理學文獻也顯示我們對意外事故的看法並不是新聞，可是，這種令人不舒服的發現，需要很長時間才能被大眾接受。

接下來關於這個主題的討論，比較不在於討論容易出意外的人格特徵，而是要討論真實生活中意外事故的意義。更有甚者，如果一個人的生活中意外頻傳的話，就表示這個人無法在意識層面解決自己的問題，導致必學的功課不斷被強化。需要以意外事故來矯正經驗的人，就好像其他人「抵抗力弱的部位」，意外會向一個人做事的方式，甚至到目前為止整個人生道路的選擇，提出直接而突然的質疑，意外打斷了他的生活，要求他檢視自己的生活，他需要回顧整個意外事故的來龍去脈。意外事故就像一個人問題的諷刺畫，使人感到銳利而痛苦。

交通事故

「交通事故」是個抽象的概念，無法提供任何整體的詮釋。雖然很難（甚至不可能）對交通事故提出泛化的詮釋，可是只要仔細傾聽人如何描述所發生的事，就很容易詮釋具體的事例。語言的雙關意義會說明一切，所以我們經常要求病人一再重複他在敘述時所講的某一句特別的話，直到他有所領悟為止。在這種情形下，總是會對人掌握語言的潛意識天賦感到驚奇，也會對我們想要遮掩自己特殊問題時，有效過濾重要意義的能力感到驚嘆。

有些說法不但可以用在道路交通上，也可以用在生活中，舉例來說，我們會說「失去方向」、「打滑」、「掌握不住」、「失去控制」、「偏離道路」，或是說「撞到某人」，這些話還需要什麼詮釋嗎？只要仔細聽就夠了。比如我們說一個人太急了而「停不下來」，結果不但和前面的人「靠得太近」，甚至「撞上他（或她）」，而「產生親近（甚至親密）的接觸」（有些人比較喜歡說「砰地撞在一起」），這種有力的「衝撞」平常就會被認為是「很糟糕的」，許多司機不但車子撞在一起，也在言語上彼此衝撞。

車禍中常問「為什麼會出車禍？」標準答案是「我來不及剎車」，這表示當事人在個人生活的發展上（例如專業）衝得太快而造成危險，當事人應該好好審視生活中的奔忙，適時放慢腳步。「我沒有看見他」則表明當事人忽略生活中真正重要的事。如果是企圖超車導致車禍，就該趁早重新檢視生活中所有「追趕別人的花招」。開車打瞌睡的人就需要在生活中覺醒，才不會需要更粗野的車禍來喚醒他。如果汽車是在夜間故障，就要仔細檢視靈魂黑暗面有沒有阻撓我們前進的東西。一個人「超車搶道」，第二個人撞到路標，第三個人「再次陷入泥沼」，我們突然看不清楚，忽視停車標誌、走錯方向、撞到障礙物。

車禍幾乎都會造成人與人之間強烈的接觸（至少彼此會非常接近），可是這種方式太有攻擊性了。

容我們舉一個具體的車禍為例來詮釋其意義，了解如何透過這種方式來觀察。這個例子是常見的車禍類型。在左側必須讓右側先行的交叉路口，兩輛汽車猛然互撞，其中一輛四輪朝天、翻倒在人行道上，好幾個人卡在車子裡，大叫救命，響亮的音樂從車中刺耳地傳出來，路人終於把受害者從車中救出，他們受到重傷被送往醫院。

這一連串事件可以有如下的詮釋：這個情景的所有參與者都試圖保持選定的人生道路不偏不倚，這可以對應到他們的期望和企圖，就是在各自的路上一直往前開，可是，道路和人生都會出現交叉口，直路代表生活的常規，這是人出於習慣而追求的方向，可是當事人突然發現直線的行進路線因為車禍而受阻，顯示他們都沒有體認到改變路線的必要。生活中的每一個方向和常規，最終變得一無是處，而需要改變。每一件對的事都會隨著時間而變成錯的，人通常會以過去的效用來護衛自己的常規，但這算不得什麼理由，好比小嬰兒習慣尿在尿布上，這是合理的，可是五歲時就不應該用這種理由為自己尿床的情形辯解。

這是我們生命中較困難的挑戰之一，就是要適時體認改變的必要，車禍當事人就是沒有體認這一點而發生意外，他們試圖根據過去很正當的方式來追求正路，卻壓抑了捐棄常規、改變路徑、脫離慣例的挑戰。可是這種衝動仍然留在潛意識中，換句話說，潛意識認為當前的路不再合適，卻缺乏勇氣去質疑、拋棄它。改變總是會引發恐懼，「我們真的很想改變」，可是仍然不敢。它可能是一種過時的合夥關係、一項工作，或是一個人對生活的一般看法，它們的共通點就是把打破舊有習慣的欲望壓抑下來。未表達出來的欲望就會透過某種潛意識主導的事件來實現（卻被意識的心靈認為是「外來」的事件）：在本例中則是透過車禍的媒介，把當事人「拋到馬路外」。

對自己誠實的人就能體認到這種事件的後果，深入內心來看，其實我們長久以來就不滿意自己遵循的道路，雖然很想放棄，又缺乏勇氣這麼做。臨到我們的事都是我們希望發生的事，潛意識的解決方法非常成功，但缺點是並非問題的真實、終極答案，因為任何既定的問題都必須靠意識往前邁進，才能解決，而潛意識的解決方法只不過是真正方法在身體上的表現，可以提供刺激，也能提供訊息給我們，但無法徹底解決問題。

在我們的例子中，車禍使當事人脫離習慣的道路，同時又因為陷在汽車裡而更加喪失自由，這個出乎預期的新處境不只表達出潛意識本質所進行的事，也是警告那些脫離既有道路的人，可能無法得到所期望的自由，而是另一種束縛形式，陷在車中的傷者大聲求助，卻幾乎被汽車音響的音樂聲蓋住，習慣把每個事件和表現都以隱喻來看的人，會把這種情形看成當事人企圖透過外在的東西，把注意力轉離內在的衝突。音樂可以掩蓋內在呼救、極力想讓意識心靈聽見的聲音，只是意識心靈充耳不聞，拒絕傾聽，於是衝突和自由的渴望被深鎖在潛意識中。兩者都不能靠自己的力量得到自由，都需要外在的事件來使他們自由。在這個例子中，車禍是「外在事件」，使潛意識的問題找到管道表現出來，靈魂的求救聲透過身體而能被聽見，於是人變得誠實。

居家和職業意外

就如同車禍的情形一樣，在家中和工作上的意外事故也有很多可能的象徵，需要個別、仔細地探究。

例如，我們發現燙傷與許多種象徵有關，很多用在燙傷和灼傷的說法都是心理歷程的象徵：例如「燙到嘴」（說錯話）、「燙到手指」（自找麻煩）、「握住滾燙的火鉗」（做危險的事）、「玩火」、「赴湯蹈火」等等。

「火」在這裡就等於「危險」，所以燙傷代表無法恰當地評估危險，或是完全沒有看到危險。我們可能無法看見當前有什麼「燙手的問題」，燙傷使我們察覺自己正在「玩火」。再者，火也與愛和性欲有關，所以我們說「燃燒的愛」，我們可能愛到「如火燃燒」，這時自然會「燃起欲望」，甚至把情人說成我們的「火光」。火的性象徵在年輕人談到對摩托車的熱愛時更為明顯，他們說：「我們一起燃燒吧」或「我把他燒熔了」。（雖然這裡的火是外在，而不是內在的！）

燙傷主要會影響皮膚，而皮膚代表人的界限，對界限的傷害代表對「我」的懷疑，正因為「我」，我們切斷與他人的連結，因此妨礙了愛。為了戀愛，我們需要打開「我」的界限，我們必須燃燒，讓愛火點亮我們，燒光所有界限。無法這麼做的人，內在之火就會被燒掉皮膚界限的外在之火所取代，強迫他們開放自己，而受到傷害。

類似的象徵也可見於其他穿透皮膚的傷害。我們也會說受到心理傷害或創傷，還會說人因為被批評而覺得「受傷」。當然了，這可能不只會傷到別人，也會反過來害到自己。跌倒或絆倒的象徵意義也很明顯，許多人因為「站不住腳」而滑倒，還有人「被自己絆倒」，更不用說是別人了。如果造成腦震盪的話，整個人的思想體系就會受到重大的搖晃和重組，每當想坐起來時就會造成頭痛，只好立刻再度躺下，於是自動脫離長久以來習慣於頭和思想支配的情形，而從身體學到他們的思想真的會造成傷害。

骨折

幾乎沒有例外，骨折都發生在極度活動的情形下（包括車禍、騎摩托車摔傷、運動時的碰撞），而被視為外界機械力影響的直接結果。骨折會造成長期被迫休息（臥床或是打石膏固定），每次骨折都會迫使我們中斷平常的動作和活動以便休息。這種強迫的休養和寧靜可能產生新的態度和方向，骨折清楚顯示出我們忽略了成長需要結束當前的發展，所以身體打斷舊有的秩序，以促進新的突破。骨折阻礙了充滿激烈動作和壓力的原有道路，換句話說，他原本繃得太緊了。

骨頭代表身體堅硬的部分，可以堅守規範，可是也太僵化了。如果骨頭過於僵硬，就會變得脆弱，不再能履行功能。我們的規範也是如此，雖然可以提供固定的支撐，如果太僵化反而失去功用。骨折是從身體表現出我們沒有注意到心理變得過於僵化，結果我們變得不靈活、過於頑固、沒有彈性。人越老就越傾向於堅持基本的原則，在這過程中逐漸喪失心理的適應性，所以骨頭也愈益鈣化，使得骨折的危險性增加。嬰兒則是相反的情形，他們的骨頭有彈性，不易折斷，因為嬰兒並不會堅持什麼規範或標準。而我們卻在生活上變得過於堅持，於是由斷裂的脊椎來矯正這種不平衡的情形，正是所謂「折腰」。只有願意變得有彈性、願意彎曲，才能預防這種命運。

20 精神症狀

在身體症狀和心理症狀間其實並沒有截然畫分的界限。每一種症狀都有心理的內涵，並透過身體來表達，即便是像焦慮或憂鬱這些情形也是以身體為工具來表現，正是這種身體的關連，提供正統精神醫學以藥物治療的基礎。憂鬱病人的眼淚並不比流膿或腹瀉更具「心理意義」。這種分野在兩種極端時似乎最明顯，例如器官的退化和精神病性的人格改變。可是從兩極推往中心時，很難在身體和心理間找出清楚的分界。可是更仔細地檢視時，就會發現即使是兩個極端，也找不出身體和心理間的區別，因為這種區別只是出於象徵性表達的種類和形式。氣喘症狀和截肢症狀的不同，就好像和精神分裂症一樣不同。簡單地說，分類成「身體」和「心理」是弊多於利，很容易造成誤解。

我們認為在任何情形下都不需要有這種區分，因為我們的理論適用於所有症狀，絕無例外。症狀可以利用各種形式來表現，但都要藉身體使意識背後的內容成為可見而明確的，可是，症狀的真正體驗只會發生在意識之內，不論是傷心或傷口的疼痛，都是如此。

我們在本書第一篇指出，每一件事本身都是症狀，只是我們自己主觀的判斷將之歸類為「生病」或「健康」，同樣的道理也適用於所謂的心理範疇。

在此我們也應該放下「正常」和「不正常」行為的看法，所謂「正常」是一種統計頻率的說法，不應該拿來做為分類的術語或評估的標準。就算「正常」會有降低焦慮的作用，也會有反對個別性的傾向。傳統精神醫學背負的沉重十字架，就是必須護衛正常，幻覺並不比其他知覺更為虛假或真實，只是缺少群體的認同，「精神病患」和每個人一樣遵守同樣的心理法則。妄想患者想像自己被追蹤、受到謀殺者的威脅，是把自己的陰影投射在周圍的人身上，這與善良誠實的市民要求嚴懲侵入者或活在一直害怕恐怖分子的情形是相同的。每一個投射都是一種妄想，所以詢問哪一種妄想是「正常」的，哪一種是「病態」的，根本就是多餘的問題。

心理疾病和心理健康這兩種情形是一個連續體在理論上的兩端，而這個連續體則是起於意識和陰影的相互作用。所謂精神病人是以最極端的形式成功地壓抑的結果，一旦所有活出陰影的管道和背景都被完全關閉時，力量遲早會轉移，而完全由陰影來控制人格。在這個過程中，原本負責控制的意識面被徹底壓制，原本無法表現出來的另一面則有力的補償每一件事，於是正直的道德家變成淫穢的暴露狂，羞怯溫和的人成為狂暴的野獸，沒有自信的失敗者變為狂妄自大的人。

所以，精神病也使我們誠實，它以別人害怕的強烈程度和全部力量，補償我們所有原本喪失的部分，它是絕望地想再度恢復平衡，可是這種企圖有危險，因為可能再也找不到走出兩極間持續交替情形的路。在躁鬱症病人中，特別容易看出有多難找出平衡、愉快的中間點。精神病是一種活出陰影的方式，瘋狂必然會使旁觀者感到害怕無助，因為會使他們想到自己的陰影，瘋狂的人有效地為我們打開通往深藏我們裡面的心靈地獄之門，所以大家熱衷於對抗、壓抑這種症狀是可以理解的，但是卻無法解決問題。事實上，壓抑陰影的整個原則只會導致陰影猛然爆發，一再地壓抑或可延遲問題，終究解決不了任何問題，拯救不了任何人。

走向另一個方向不可或缺的第一步，是再次體認症狀是有意義的，其存在是完全合理的，基於這種洞識，我們才能開始思考怎麼做才可以幫助症狀達到實現健康的目標。

關於精神病症狀，詳細的詮釋其特殊脈絡並沒有什麼益處，因為精神病人經不起這種詮釋，他們對自己陰影的恐懼過於巨大，所以把大部分陰影都投射到外界。不過，有興趣的人如果能牢記兩條在本書一再重複的規則，就能輕易詮釋精神症狀：

1. 病人體驗為外在事件的每一件事，都是內在陰影的投射（幻聽、攻擊、迫害、催眠

者、謀殺的意圖等等）。

2.病人的精神行為本身是強制表現出被忽視的陰影。

精神症狀終究是不需要刻意詮釋的，它們已經直接表達出問題，不需要再轉譯到其他層面來看，所以去談造成精神症狀的問題就顯得很乏味，不過我們還是要舉例談一談三種症狀，因為這些症狀是常常發生，又常被歸類為心理層面的問題，就是憂鬱、失眠，和成癮。

憂鬱

「憂鬱」這個用語涵蓋很多部分，症狀表現可以從「情緒低落」的感覺到所謂內因性憂鬱症的完全失去動機、了無生趣。除了完全不想活動和沮喪的情緒，憂鬱症還會伴隨各式各樣的身體症狀，最常見的就是疲倦、睡眠障礙、喪失胃口、便祕、頭痛、心悸、背痛、女性經期紊亂和喪失身體張力。憂鬱患者會有強烈的罪惡感和自責感，常想彌補過錯。憂鬱的字源是拉丁文動詞deprimo，意思是「壓下來」或「壓進去」，這立刻讓我們想到憂鬱症患者到底覺得被什麼壓制，或是他們在壓抑什麼？我們認為有三個部分：

一、攻擊性

我們先前提到攻擊性找不到出口時，就會成為身體的疼痛，這個說法還需要有所補充，就是攻擊性在心理層面被壓抑時會造成憂鬱。攻擊性的表達受阻時，會轉而向內攻擊自己。被壓抑的攻擊性不但會造成罪惡感，還會造成許多附屬症狀，就是各式各樣的疼痛。我們在其他章節曾指出攻擊性只是生命能量和活動的一種特殊形式，所以急於壓抑攻擊衝動的人，同時也壓抑了所有能量和活動。雖然精神醫學努力要憂鬱病人參與某些活動，病人卻會視此為威脅，他們強迫性地避免任何無法得到認可的事，企圖以無可指責的生活掩蓋其攻擊性和破壞的衝動。導向自己的攻擊性最明顯的情形就是自殺，自殺傾向應該提醒我們看一看他們原本想要殺什麼人。

二、責任

除了自殺，憂鬱症可說是逃避責任的最終方法。憂鬱病人不再活動，茫茫然過日子，生不如死。可是儘管一直拒絕主動掌握生命，憂鬱病人在罪惡感的背後，還是一直面對責任的問題。憂鬱病人在面對某種新的生活階段時，害怕面對責任的問題就浮上檯面，最明顯的例子就是產後憂鬱症。

三、退縮—孤獨—老年—死亡

這四個相關的主題可說是最終、最重要的問題。憂鬱會逼使病人向生命的必死面屈服，憂鬱病人已被剝奪所有真正活著的事，比如動作、改變、友誼和溝通，他們的處境顯現出與生命相對的一極：情感淡漠、僵硬、寂寞、想死。事實上，憂鬱病人如此鮮活地感受到生命的死亡面，正顯示這是他們的陰影。

衝突就在於憂鬱病人害怕生命就像害怕死亡一樣，積極的生活必然會帶來過失和責任，而這正是憂鬱病人極力逃避的。接受責任也代表放棄所有投射，接受原本存在的孤獨，可是，憂鬱人格害怕這麼做，需要被他人緊緊握住，一旦失去這種親密（比如對方死亡），常常成為引發憂鬱的外因，當事人孤獨無助，獨自生活，需要負起最不想承擔的責任。他們既怕死，又無法掌握生活的狀況。憂鬱使我們誠實：它顯現我們缺乏活著和死去的能力。

失眠

許多人或多或少都有過睡眠的問題，所以安眠藥的消耗量很大。就像飲食和性欲一樣，睡眠也是基本而本能的人類需求，我們一生有三分之一時間在睡覺。安全、穩當而舒服的睡眠場所，對人類和野獸來說，都是很重要的。疲倦的動物就像疲倦的人一樣，都願意走很遠的路程，以找到適合睡覺的地方。

睡眠是件很奇怪的事，我們都不需要學習就會睡覺，卻完全不知道是怎麼入睡的。一生有三分之一花在這種特殊的意識狀態中，卻完全不了解它。我們都需要睡眠，又覺得受到睡眠和夢中世界的威脅。我們太急於避開這種剛出現的恐懼，而說：「那只是夢罷了」或「夢是虛假的」，但如果我們誠實的話，就不得不承認夢的世界在睡眠中就像醒來的世界一樣真實。願意深思的人可能會同意下述觀點：日常意識就像夜間的夢中世界，只是一種錯覺，好像夢，這兩個世界都只存在我們的心靈之中。

那麼，我們為什麼會相信日復一日的生活比夢中的生活更真實呢？我們憑什麼以「僅僅」這種說法來形容夢呢？意識的每一種經驗都是真實的，不論我們稱之為「現實」、「夢境」或「幻想」。有一種心智練習很有幫助，就是把平常對日間和夜間事件的看法倒轉過來，把夢看成連續的生命歷程，規律地被日常生活的「睡眠」所打斷。

「王夢到自己是一隻蝴蝶，停在草地上的花朵，振翅四處飛舞。醒來後，他不知道到底他是夢見變成蝴蝶的王，還是夢見自己是王的蝴蝶。」（譯按：此故事應出自《莊子》〈齊物論〉「昔者莊周夢為蝴蝶，栩栩然蝴蝶也，自喻適志與！不自周也，俄然覺，則蘧蘧然周也。不知周之夢為蝴蝶與，蝴蝶之夢為周與？」）

類比

陽	陰
男性特質	女性特質
左腦	右腦
火	水
白日	夜晚
醒	睡
生	死
善	惡
意識	潛意識
理智	感受
理性	非理性

以這種方式顛倒事情是很好的練習，可以體認並沒有明顯的理由足以假定何者比較真實。醒和睡、白日和夢中的意識，都是互補的兩極。以類比的方式來說，醒、生命、活動對應於白日和光亮，而黑暗、靜止、潛意識和死亡則對應於夜晚。

民間傳統根據這種原型的類比，把睡眠描述為「死神的弟弟」，每當我們入睡，就是在練習死亡。入睡需要我們放下所有控制、所有意圖、所有主動的參與，它要求我們降服和完全的信賴，接受未知的世界，這當然是無法出於強求、自我控制、意志或努力的，即使是出於意志最輕微的舉動都會造成無法入睡。要能入睡，我們能做的只是單純地耐心等待、相信它一定會發生、睡眠一定會臨到我們身上。我們根本沒有機會觀察入睡的過程，因為觀察會使我們無法入睡。

睡眠就像死亡一樣，向我們要求的不是長處。我們都與主動的一極太接近，對自己的作為和成就過於驕傲，太依賴智力和自己對現實的控制，我們基本上並不信賴降服、信任和放下自己所熟悉的行為，難怪失眠（與頭痛）會成為影響文明世界健康的最普遍疾病。

由於我們的文化偏於一方，很難適應這種不同的生活觀，從上述類比的表格中就能看出來，我們害怕自己的感受、非理性、陰影、潛意識、邪惡、黑暗和死亡。我們狂熱地緊握自己的智力和日常意識，以為能藉此認識每一件事，結果在遇到放下的挑戰時，就被恐懼擊中要害，覺得會有過大的損失。可是我們還是需要睡眠，清楚知道自己需要多少睡眠。就好像白天需要有黑夜一樣，清醒的意識需要陰影，生命需要死亡。睡眠每天把我們帶到此岸與彼岸間的臨界點，使我們進入靈魂自身的黑暗與陰影中，讓我們在夢中活出白天無法活出的部分，而重新帶來平衡。

失眠的人（更準確的說，是入睡有困難的人）**無法放下意識的控制、害怕自己的潛意識**。現代人在日夜的轉折間沒有稍做休息，反而把所有思考和活動帶到睡眠世界中，我們把日間的活動延伸到夜晚，就好像我們努力以日間意識的技巧來分析靈魂在夜晚的一面一樣，完全沒有休息，沒有一個從容的轉折點。

失眠病人首先需要學習刻意結束白日，才能把自己交託給夜晚及其法則。進一步需要學習加入潛意識，努力找出恐懼的來源。對他們而言，無常和死亡是重要的主題。失眠病人缺乏自然的信賴與自我降服的能力，他們過於認同「實行者」，而不願放下自我，此處所談潛在的主題與高潮時所談的幾乎完全相同，睡眠和高潮都是「小小的死亡」，對於強烈認同「我」的人是一種威脅。所以，與生命黑夜面的和解是絕佳的安眠藥。

類似數綿羊這種眾所周知的老方法之所以能幫助睡眠，純粹是出於放下思考的結果。任何單調的事都會使左腦覺得「厭煩透頂」，而放下支配的地位，所有冥想技巧都是用這個基本的原則：專心注意呼吸或某一點、覆誦咒語或手印，這些都能使左腦轉換到右腦、從白晝面轉到夜晚面、從主動轉到被動。覺得自然的節奏交替有困難的人，應該注意他們逃避的特殊一極，事實上，這正是症狀的目的，它使當事人有許多時間與黑夜的恐懼和較邪惡的面向和解，換句話說，症狀再次使我們誠實：失眠病人害怕夜晚，真是一點也不錯。

過度嗜睡是相反問題的徵候，有充足睡眠卻仍無法起床的人，需要細看他們對日間需求（活動和工作）的害怕。醒來然後開始一天的生活，表示需要主動、做事，並為此負起責任。很難轉換到日間意識的人是逃避到夢中世界和兒童期的潛意識，閃躲生活的挑戰和責任。好比入睡與死亡有關，清醒則是小小的誕生，出生而成為有意識的人就像夜晚和死亡一樣令人感到害怕，所以問題在於偏向一方，解決之道在於愉快的中間點、保持平衡、兩者共存。至此終於顯示出生與死亡是一體的。

★失眠的人應該自問下述問題：

1. 我有多麼依賴力量、控制、智力和觀察呢？
2. 我能放下嗎？
3. 我關於自我臣服和與生俱來的信賴能力發展到什麼程度？
4. 我是否足夠重視靈魂的黑夜面？
5. 我有多怕死？我已經與之和解了嗎？

★過度嗜睡的人需要自問這些問題：

1. 我在逃避活動、責任和意識的發展嗎？

2.我是否活在夢中世界，害怕醒來面對現實呢？

成癮

關於過度嗜睡的話題可以直接把我們帶到各種成癮的問題，因為成癮的核心問題也是逃避事情。成癮是一種渴求，**成癮的人會渴望得到某種東西，卻過早停止尋求，而卡在某種代替物的層面中**。每一種尋求都需要導向最終的發現，實現尋求的目標，就如耶穌說：「尋找的人必須不停地尋找，直到找到為止；一旦找到，他就會受到震撼，當他受到震撼時，就會感到驚奇，並統治全有」（湯馬士福音）

神話和文學中所有偉大的英雄都在尋找追求，比如奧底修斯、唐吉訶德、帕西法爾和浮士德，他們都不停止尋求，直到達到目標為止。追尋使英雄通過危險、混亂、絕望和黑暗，可是一旦找到他們所尋求的，就顯示出他們的一切努力都是值得的。我們都在某種漫長的探索旅程中，航行到最不可思議的靈魂之岸，可是我們絕不能停留或是陷入泥沼，必須不停地尋找，直到找到目標為止。

福音書說：「你們尋找，就必尋見。」可是被路上的試煉和危險、困難和混亂所嚇走的人，就會轉而成為對毒品上癮的人，他們把尋找的目標投射到某個在路上發現的東西，而立即停止追尋。他們因為替代的目標而迷失，而且永不厭倦，他們企圖以越來越多完全相同的垃圾食品來滿足自己的飢渴，卻沒有注意到吃得越多越飢餓，於是成為上癮的人，拒絕承認自己誤認目標、需要繼續尋找。他們深陷恐懼、懶散與妄想之中。在路途中任何停止前進的情形，都可能使我們成為這種癮者。妖精埋伏在每一個地方，想要迷惑我們，盡其所能抓住漫遊的人，把他們束縛起來，也就是把他們變成上癮的人。

如果我們不能看穿一切，世上任何形式的東西都會使人成癮：金錢、權力、名聲、財產、影響力、知識、樂趣、飲食、酒精、禁欲、宗教觀念、藥物。不論是什麼，這些東西本身都可以成為令人信服的經驗，如果我們忽略自己需要脫離這些東西的控制，任何東西都可以成為「成癮物質」。**成癮是怯於面對新的經驗**，真正的尋求者與成癮者剛好相反，他們視生活為一種旅程，一直向前行。要想知道尋求者是怎樣的人，就必須承認自己沒有固定的居所，相信義務的人就成了上癮的人。我們全都有自己特殊的「成癮物質」，使我們聽不見真正的聲音，但問題不在於成癮物質，而在於我們怠於追尋，對成癮物質的研究最多只能向我們顯示自己渴望的主要是什麼。如果我們看不出許多社會接受的東西——富裕、努力工作、成功、知識等等——其實都是「成癮物質」的話，就很容易採取不平衡的觀點，這一點要牢記於心，以下所要談的「成癮物質」則是一般認為屬於病態的情形。

強迫性飲食

生活就需要學習，學習的意思就是把原本被認為在「我」以外的原則吸收、整合到我們的意識中。不斷吸收新的東西可以擴展意識，但是也可能以物質的養分取代「靈性的養分」，這種整合只會造成身體的擴展。如果我們對生活的飢渴不能透過真實的經驗得到滿足，就會沉降到身體中，使身體感到飢餓，可是這種飢渴是永遠無法滿足的，因為內在的空虛是無法以物質的食物來消除的。

前面的章節提過，愛就是開放自我與接納，可是，強迫性飲食的人無法從意識層面來處理愛，只能透過身體來實踐愛。他們渴望愛，可是沒有打開自己的界限，只有張開他們的口，狼吞虎嚥眼前的所有東西，結果為一大堆脂肪感到煩惱。強迫性飲食的人是想尋找愛、肯定、鼓勵，可惜是在錯誤的層面尋找。

酒精

酗酒者渴望理想、沒有衝突的世界，這個目標並沒有什麼不好，問題在於他們想藉著逃避衝突和問題來達到目標，以酒精得到萬物皆美好的錯覺。大部分酗酒者也會尋找親近的同伴，酒精藉著解開限制和約束、模糊社會地位的差別、加速結交朋友的過程，而製造人與人親近的假象，可是並沒有真正的深度或親密。酒精是企圖實現四海之內皆兄弟的理想和沒有衝突的大同世界，想以最快速的方法「澆除」阻擋此一理想的障礙。

香菸

抽菸主要是與呼吸道和肺有關聯，呼吸則主要與溝通、接觸和自由有關。抽菸是企圖刺激並滿足這些範疇，香菸變成真實溝通和自由的代替品。香菸廣告刻意指出人類的這種渴望：牛仔的自由、飛行時超越所有障礙、到遠方旅行、和快樂的人結伴——這些都指出「我」的渴望可以藉一根菸來滿足。千里迢迢旅行是為什麼？為了女人，為了朋友，或只是為了自由，或是為了其他什麼東西……我們以香菸代替所有真實的渴望，抽菸遮蓋了我們真正的目的。

藥物

大麻背後的主題和酒精非常類似，藥癮者以服藥的愜意狀態逃避他們的問題和衝突，大麻移走所有生活的困難和稜角，一切都變得比較輕鬆，而生活的挑戰則退入背景中。

古柯鹼（及類似的興奮劑，比如Captagon）則有相反的作用，它會大幅改善使用者的能力，甚至可以得到更大的成功（改善表現能力，得到更好的運動成績），因為古柯鹼只是大幅改善能力的一種方法，所以在此要看的主題是成功、能力和賞識。成功的追尋其實都是在追尋愛，這就是為什麼演藝界和電影圈人士特別常用古柯鹼，對愛的渴望是演藝圈的人特殊的職業問題，藝術家上台表演是因為渴望愛，希望以公眾的掌聲來滿足這種渴望。不論有沒有使用興奮劑，他們真正的成癮物質是「成功」，他們以成功取代了真正的愛的尋求。

至於**海洛因**則能使癮者徹底逃離世界，完全不去面對世界。

迷幻藥（LSD麥角酸二乙胺、mescaline仙人掌毒鹼、迷幻蘑菇等等）則與上述藥物完全不同，服用這些擴張心智藥物的人，或多或少想要尋找新的精神經驗、進入超越的世界。嚴格說來，迷幻藥並不會成癮。至於它們是否代表開啟全新意識範疇的正當工具，則很難下判斷，因為問題並不在於藥物本身，而在於使用者的意識。只有經過自己努力而得到的東西，才能說真的是自己的東西，所以很難說透過藥物開啟的全新意識範疇是真的屬於我們的，而不被其淹沒。我們在路途上越往前走，藥物對我們就越危險，而我們也越不需要靠藥物。靠藥物幫助而得的每一件事，都可以不藉藥物而得到，只是比較慢，而匆促本身就是旅程中一種危險的成癮物質！

21 癌症

要想了解癌症（惡性腫瘤），最重要的就是以類比的方式來理解。我們需要徹底體會到，我們感知或認定的任何整體（許多整體中的每一個整體），一方面是更大整體的一部分，另一方面也是由許多較小的整體所組成的。好比樹林被認為是一個整體，它不但是鄉下（更大整體）的一部分，也是由許多樹木（較小的整體）所組成的。每一棵樹木也是如此，不但是樹林的一部分，也是由樹幹、樹根和樹冠所組成的。樹幹與樹木的關係就與樹木與樹林、樹林與鄉下的關係一樣。

每個人都是人類的一部分，也是由許多器官所組成的，器官不但是人的一部分，也是由各種細胞所組成的，而細胞又是器官的一部分。人類期望每個人的行為能盡可能提供全人類的發展和生存，而每個人又期望自己的各個器官能為個人的生存來發揮作用，而器官則期望細胞能為器官的生存盡責。

這種階層系統可以往兩種方向無限延伸，每一個整體（不論是細胞、器官或人）一直處於衝突的情境，一方面是為自己的生命努力，另一方面是要順從更高一級整體的福祉。每一個複雜的有機體（人、國家、機構）要發揮作用，都要盡可能使所有部分聽從一個共同的理念，並為之努力。每一個系統通常都能適應少數組成部分的失敗，而不危害到整體，可是超過某個限度時，就會使整體的生存受到威脅。

癌症並不是獨立的事件，並不只是這種病的表現，而是一種非常複雜、聰明的過程，在每一種層面都會遇到。在其他所有疾病中，我們發現身體都會以適當的對抗方法，試圖消除危害身體功能的問題，如果成功了，我們就說「痊癒」（或多或少是徹底的），如果失敗了，我們就稱之為「死亡」。

可是，在癌症的過程中，我們面臨的情形有很大的不同：身體只是看著越來越多細胞改變行為，開始無止境地進行細胞分裂，把宿主當成食物來源，直到耗盡宿主為止。癌細胞並不是來自有機體外界的威脅（好比細菌、病毒或毒素），而是原本獻身服務器官、進而視有機體為一整體，而盡可能促進其生存前景的細胞，可是突然「改變心意」，拋棄共同的認同，開始發展自己的目標，不顧一切付諸實現。它停止執行原本具有的特殊有機角色，以自我的繁殖為首要且唯一的考量，不再表現為多細胞生命形式的一份子，而退化成更原始的單細胞生命。它終止了「細胞工作者聯盟」的會員身分，透過無秩序的細胞分裂，迅速而無情地散布自己，不顧一切形態的界限（滲透），在全身建立據點（轉移）。它把自己離棄的團體當成攝取營養來源的宿主，癌細胞如此快速地成長、複製，以致於血管無法提供足夠的血液供應，於是癌細胞從有氧呼吸轉為較原始的無氧呼吸。有氧呼吸需要團體（需要交換），而無氧呼吸則是任何細胞都能靠自己進行的。

癌細胞這種極為有效的自我繁殖過程，要到做為食物來源的人被吃掉才會結束。癌細胞在失去營養來源後，最後也會死亡，在那一刻之前，它們的行動是完全成功的。

癌症反映我們的行為

為什麼原本行為良好的細胞會做這種事呢？動機很容易了解，身為多細胞人體中盡職的一員，它只是實行賦予它的工作，為較大有機體的生存而服務，它是許多細胞的一員，為「他人」做毫無吸引力的工作，長久以來，它就是這麼工作，可是有一天，細胞重視自己的發展甚於較大的有機體，一個自由而獨立的單細胞有機體能隨心所欲地做事，藉著無限自我繁殖而長生不死。身為多細胞有機體的一部分，細胞是會死而受限的。細胞想起自己原本的自由而回歸單細胞生命，透過自己的努力以實現永生，這有什麼奇怪的呢？它是把自己的利益放在團體之上，藉著不負責任的行為開始實現自己的自由。

這是非常成功的方法，而基本的缺點要到後來才會顯明，就是犧牲別人、以之為食物來源，到最後造成自己的死亡。癌細胞的行為只在人類宿主還活著時才是成功的：宿主的死亡也是癌症發展的終結。

在整個得到自由與永生的計畫中，遇見一個小小的缺點，卻是極為嚴重的缺點。它脫離原有的團體，發現自己其實多麼需要這個團體，但為時已晚。人類並不願意為了癌細胞而放棄生命，可是癌細胞也不願意為人類放棄自己的生命，癌細胞和人類都有自己的好理由，只是觀點不同，兩者都希望維持生命，並實現自己的利益和自由的理念，兩者都要犧牲對方來達成目的。同樣的情形也適用於國家的政治，國家要維持生存、實現自己的理念，可是少數反對者也想要維持生存、實現自己的理念，結果國家盡其所能犧牲「搗蛋分子」，如果失敗了，就是革命者犧牲了國家，雙方都完全不顧及對方。同樣地，我們盡可能對癌細胞動手術、照放射線、以化學藥物毒害，如果癌細胞獲勝，就是我們被犧牲。這是自然界由來以久的衝突：吃掉別人，或是被別人吃掉。假設我們知道癌細胞的輕率與短視，是否也知道我們自己的行為一樣是根據癌細胞的觀念來試圖確保自己的生存呢？

這就是整個癌症過程的關鍵。今天有這麼多人罹患癌症，如此熱衷於對抗癌症，卻又這麼不成功，這種情形絕非偶然。（美國研究癌症的科學家瓊斯〔Hardin B. Jones〕的研究顯示，未經治療的癌症病人的生命期望值，明顯高於接受治療的癌症病人！）癌症這種疾病是表現出當代集體的處境，在我們身體中進行的癌症，正是我們在生活中所做的事。我們這個時代的特徵就是輕率的擴張、促進自己的利益，在政治、經濟、「宗教」和私人生活中，我們無情地把自己的目標和利益推升到（「形態的」）極限，在這裡、在那裡、在每一個地方建立自己的利益（轉移），表現得好像只有我們自己的理念和目標才算數，而操縱其他人來滿足自己的利益（寄生狀態）。

我們的整個理由和癌細胞完全一樣，如此快速、成功的擴展也使我們遇到供給不足的問題。我們的通訊系統擴及全世界，卻無法與自己的鄰居或夥伴溝通；我們有休閒時間，卻不知道可以做什麼；我們生產並破壞食物，只是為了操縱價格；我們能到全世界旅遊，卻還不認識自己。當前的哲學只知道成長、進步，我們工作、實驗、研究——是為了什麼呢？為了進步！進步的目的是什麼呢？為了更進步！人類正走在沒有目的地的旅途上，為了避免絕望而一直設定新的目標。當代人類就像癌細胞一樣地盲目、短視，為了達到擴展經濟的目標，我們數十年來把環境當成培養基和宿主，卻突然「驚訝地」發現宿主的死亡也就是人類的死亡。我們認為全世界是有待挖掘的豐富礦場，包括植物、動物或原料，都被我們視為可以在地球上無限擴展的東西。

有這種行為的我們，還有什麼臉來抱怨癌症呢?癌症所做的只是反映出我們的行為、我們的理由，以及我們的結局。

問題不在於克服癌症，而在於認識癌症，好從中學會認識自己。當我們不喜歡自己的長像時，會多麼想打碎鏡子！**如果我們得了癌症，是因為我們就是癌症**。

癌症使我們有絕佳的機會，從中發現自己的誤解和錯誤的推論已達到何種程度，讓我們盡力發現自己和癌症在觀念上所共有的弱點。癌症最大的障礙就是「我」和「團體」的對立，它只看到「二選一」的可能，所以不顧環境堅持自己的生存，最後卻發現自己其實是依賴環境的，只是為時已晚。它不認識更大、包羅萬有的合一，它只在自己的範圍內來看合一，人類和癌症一樣誤解合一，我們也在理智上為人劃分界限，於是將「我」與「你」分裂開來，我們的想法是複數的合一（其實是許多單位），卻不了解複數的合一是毫無意義的。合一是所有存在的總合，其外空無一物。把合一體切成許多部分會得到差異性，可是這種差異總和起來還是合一體。

「我」越是把自己劃分開來，雖然仍是整體中的一部分，卻越會喪失整體感，於是「我」產生自己「單獨」行動的錯覺。可是單獨（alone）這個字的意思是「全有的一」（all-one），並不是與所有其他的部分完全分化開來，因為實際上不可能真的和宇宙其他部分分開，這種情形只存在於「我」的想像中。當「我」把自己封閉起來，就會失去我們的「信仰」，就是與所有存在的太初來源的連結，於是「我」開始試圖滿足自己的需求，並要求我們應該遵循什麼道路。就「我」而言，凡是有助於劃定界限和區分的都是好的，因為每當再一次強調其界限時，就使「我」得到更清楚的感覺。「我」唯一害怕的就是變成「全有的一」，因為這意味著自己的死亡。於是「我」不計一切代價，投注極大的才智和論證來護衛自己的存在，以最神聖的理論和最高貴的意圖強行達到這個目標，「我」的唯一目標就是活下去。

結果看似有目標，其實根本沒有目標。把進步當成目標實在是很荒謬，因為進步是沒有止境的。真正的目標必須包括現況的改變，而不只是既有狀況的延續。人類陷在對立之中，如果我們設定的是純然對立的目標，能有什麼結果呢？相反的，如果我們的目標是合一，就會擁有與對立背景的經驗完全不同性質的生命。向囚犯提供另一個監獄的前景，就算比較舒服，也實在沒什麼特殊的吸引力，但如果提供他們自由，那就是性質完全不同的重要前景。可是合一的目標只能透過放棄「我」才能達到，因為只要這裡有「我」、那裡有「你」，我們還是陷在對立的世界中。「在靈中重生」的前提是「我」的死亡。伊斯蘭教神祕主義者魯米以下述簡短的故事為這個主題做了極好的總結：

一個男子到情人的家前敲門，有個聲音問：「什麼人？」

他回答：「是我。」

那個聲音說：「這裡沒有足夠的空間容納我和你。」大門依舊緊閉。

經過一年孤獨困苦的生活，這個男子回來再次敲門。裡面的聲音問道：「什麼人？」

男子說：「是你」，於是大門為他而開。

真正的救贖

只要「我」努力追求永生，就會像癌細胞一樣失敗。癌細胞和身體正常細胞的區別就在於過度重視它的「我」，細胞核就相當於細胞的腦，在癌細胞中，細胞核越來越重要，體積也變大（癌症的診斷可以從細胞核的形態變化來診斷），細胞核的變化相當於過度強調以自我為中心的大腦思考，這就是當代特徵的寫照。癌細胞透過自我在身體的繁殖和擴張來尋求永生，癌症和人都不了解，無法在形體中找到生命。我們把形式和內容混淆在一起，努力想透過形式的複製來得到內容。可是，耶穌在很久以前就教導說：「愛惜自己生命的就會喪失生命。」

從最早以前，所有創始的學派都教導相反的道路：犧牲形式以得到內容，換句話說，「我」必須死才能在本質我中重生。請注意，「本質我」並不代表「我自己」，而是「整個自我」，它是無處不在的核心，這個本質我並沒有分離的存在，因為它是無所不包的。這時，「我或其他人？」的疑問終於消失。本質我並沒有相對的「他者」，因為本質我既是「單獨」，又是「全有的一」。對「我」而言，這種目標自然看似危險而沒有吸引力，這並不令人驚訝，所以「我」必然想以強大、智慧而開悟的「我」來取代合一的目標。在祕傳的道路上，就像宗教之路，大部分朝聖者的努力都是想帶著「我」來達到拯救或開悟的目標。只有極少數人能稍稍體認到，他們所帶的「我」在本質上就是無法得到拯救或開悟的。

偉大的事業必然要犧牲「我」，也就是要有「我」的死亡。「我」是無法救贖的，我們能做的是把本質我從「我」中救贖出來，這才是真正的救贖。在此，我們對停止存在的恐懼，正可以證實我們多麼認同「我」、多麼不認識真正的本質我。就癌症的問題而言，拯救的可能性就在於此，只有我們逐漸學會放下根據「我」而來的僵化和自我設限，也就是學會開放自己，才能感覺到是整體的一部分，並為整體負起責任，至此我們終於了解整體的美好，也了解自己的利益是與整體相同的，因為我們既是部分，也是全體，所以每一個細胞都包含生命體的全部遺傳訊息：它其實就是整體！煉金術哲學教導我們「小宇宙等於大宇宙」。觀念的錯誤在於「我」和「你」的區別，由此產生錯覺，以為可以藉著利用、犧牲「你」來促進自己的生存，事實上，「我」和「你」的命運、部分和整體的命運，是不可分割的。癌細胞造成有機體的死亡，結果也造成自己的死亡，就好像環境的死亡也會造成人類的死亡一樣。癌細胞相信自己與外界是分開的，我們也是如此，這是致命的想法，唯一的處方就是愛。愛能療癒，因為愛打開障礙，讓他者進入，與之合而為一。在愛中的人不會以「我」為優先，而是經驗到更大的整體：覺得自己就是所愛的對象。愛的對象不只限於人，愛動物的人不會像農夫一樣只把動物看成食物來源。我們在此討論的不只是情感上的假愛，而是意識狀態真的有某種萬物一體的感覺，絕不是一般以「善行」或誇張的「對動物之愛」，來彌補潛意識對壓抑的攻擊衝動而有的罪惡感。癌症代表沒有表達的愛，事實上，它是愛的一種扭曲形式。

愛超越所有界限和障礙。

對立物在愛中會結合起來，融化在一起。

愛是與一切合一，愛會延伸到每一件事，不會向任何事退縮。

愛無所懼怕，連死亡也不怕，因為愛就是生命。

無法在意識中體驗這種愛的人，他們的愛就有降入身體的危險，以癌症的形式來實現內在的法則。

癌細胞也能超越所有界限和障礙，癌症會消解各種器官的個別性。

癌症也能延伸到每一件事，不向任何事退縮（轉移）。

癌細胞也不恐懼死亡。

癌症是在錯誤層面的愛。完全的合一只能在意識層面實現，而不是在物質層面，因為物質是意識的陰影。在無常的形式世界的背景中，我們無法得到屬於永恆層面的東西。不管我們多麼盡力改善世界，都不可能成為沒有衝突或問題、摩擦或對抗的完美世界，也不可能有免除疾病或死亡的健康人類，所以不可能有無所不包的愛，因為形式世界需要界限才能存在。但只要能看穿形式，在意識層面得到自由，任何人在任何時候就能達到目標。在對立世界中，愛會導致纏黏，在合一之中則會產生純粹的流露和放射（原註：這種看法令人驚訝的反映在當前以放射線來治療癌症的情形，這是一種有效的治療，雖然只是真正內在而受忽略過程的「影子」）。癌症是受誤解之愛的症狀，癌症尊重真正的愛，而真愛的象徵是心臟，心臟是唯一不受癌症攻擊的器官！

22 愛滋病

自從本書於一九八三年在德國初次出版以來，有一種來勢洶洶的新疾病成為大眾關心的焦點。這個新的流行病以「A.I.D.S.」四個字母來表示，就是「後天免疫缺乏症候群」（Acquired Immune Deficiency Syndrome）的縮寫，中文簡稱為愛滋病。這種病的物質來源是病毒，一種微小而非常敏感的病原，只能在非常特定的環境下才能存活，所以病毒要傳染給別人時，需要新鮮的血球細胞或精子才能進入別人的血流，在人體之外，病毒就會死亡。

愛滋病毒的自然中間宿主可能是中非的某些種猴子（特別是非洲綠猴）。這種病毒最早是一九七〇年代末期在紐約毒癮患者身上發現，由於共用注射針頭，病毒先是在毒癮患者中散播，然後透過性接觸傳染到同性戀團體。到目前（編按：指一九九〇年代）為止，同性戀者是最容易染病的族群，顯然是出於肛交容易破壞敏感的直腸黏膜，而帶有病毒的精子經此進入血流（陰道的黏膜比較不容易受傷）。

愛滋病剛好出現在美國同性戀者極力推動社會地位的改善與合法化的時候。雖然大家已知道愛滋病在中非洲也盛行於異性戀者，可是在美洲和歐洲則是以同性戀團體為散布疾病的溫床。在性愛自由與放縱的過程中，同時也直接受到愛滋病這個「性瘟疫」的威脅，有些人感到惋惜，也有些人認為是來自上帝的應得懲罰。可以確定的是，愛滋病已成為集體的問題，因為愛滋病不僅涉及個人，也涉及所有的人。因此身為作者的我們和出版社，都覺得應該加上愛滋病這一章，談談愛滋病症狀的象徵意義。

愛滋病的症狀有四個特別重要的部分：

一、愛滋病會造成身體抵抗力的崩潰，也就是削弱身體防止外來病原進入的能力，而無法保護自己。這種免疫系統防衛力無法挽回的減弱情形，會使愛滋病人容易受到原本不會影響健康人體的病原所感染（以及各種癌症）。

二、由於HIV病毒的潛伏期很長，從感染到發病的期間可以相隔數年，使得愛滋病變得特別可怕。除非測量對抗愛滋病毒的抗體濃度，否則無法知道到底有多少人感染愛滋病，也不知道某個人到底有沒有愛滋病毒，於是愛滋病成為「看不見的對手」，非常難以對抗。

三、由於愛滋病只能透過直接傳染來散播，也就是要直接接觸血液和精子才會傳染，所以愛滋病不再是私人或個人的問題，而強迫我們想起彼此相依的情形。

四、最後，愛滋病的首要主題就是性。如果不考慮另外兩種傳染的可能性——注射針筒和輸血（這兩種傳染途徑比較容易消除），愛滋病的傳染途徑幾乎都侷限在性交上，結果愛滋病成為性病，而性欲也蒙上死亡恐懼的陰影。

我們相信成為集體罹病危險的愛滋病，是癌症所表現的問題的自然延伸。癌症和愛滋病有許多共同之處，所以都屬於「生病的愛」。要完全了解我們的意思，就需要再簡短地討論愛這個主題。在第四章中，我們學到把愛看成唯一能克服對立性並將對立物合而為一的狀態，既然對立物是由界限來劃分的（善與惡、內與外、我與你的界限），愛的功能就是克服（更準確地說是消滅）這些界限，所以愛可以定義為打開自己、讓「他者」進來、犧牲「我」之邊界的能力。

因為愛而犧牲，在詩歌、神話和宗教中都有悠久而豐富的傳統，在西方文化中有耶穌的形象，他因為愛人類而犧牲自己，走進上帝之子的道路。不過，我們這裡所說的愛是指靈性的歷程，而不是身體的行為。每當我們談到「身體的愛」就是指性的意思。

一旦我們知道這種區別，很快就能看出這個時代和文化在愛方面有很大的問題。愛的主要重點在於別人的靈魂，而不是他們的身體：對他人身體的欲望是性欲。當然了，兩者都有存在的理由，危險只在於片面性。生命是一種平衡，陰與陽、下與上、左與右之間的均衡。

不均衡，當然會生病

在本章的主題中，這意思就是性欲必須用愛來平衡，才不會傾向一方，所有的傾斜都是「惡」，也就是不完整，所以是生病的。我們很少意識到，在我們這個時代過於強調「我」的力量和自我界定，因為這些個體化的形式已被我們視為理所當然。我們只要想一想當今在工業、廣告和藝術中，多麼強調特別的姓名，再比較古時候的情形，那時的藝術家幾乎都是無名氏，就知道現在多麼強調「我」。這種發展在生活的其他領域也很明顯，例如，從大家庭變成核心家庭，甚至當前流行的單身生活方式。公寓的居住方式也表現出我們越來越疏離、孤立的內在情形。

現代人有兩種特殊的工具來處理這種趨勢，就是通訊和性。通訊媒介的發展可說是日新月異，有報紙、廣播、電視、電話、電腦、傳真機等等，我們彼此是被電纜和網路連繫在一起。從表面看來，電子通訊過於形式化，並不能解決孤立和疏離的問題，而從深層來看，現代電子系統的發展則向我們顯示，與他人分隔開來、保守祕密、追逐自我本位的目標，都是沒有意義的，甚至是不可能的。（電子技術越進步，守密、保護資料和版權就越來越困難而無意義！）

第二種神奇的方案就是「性自由」：每個人不但可以、也都願意彼此連繫碰觸，但在靈性層面卻完全沒有接觸，難怪有人會以新的通訊方法來提供性，從報紙的交友欄到色情電話，乃至於網路性愛，性欲純粹用來滿足個人的欲望，「伴侶」只是工具罷了。最後甚至連伴侶都不需要，不但透過電話可以滿足性欲，就是自己一個人也可以滿足性欲（自慰）。

相反的，愛是與他人的真誠相會，不過，與「他人」相會一直都是令人焦慮的過程，因為牽涉到懷疑自己的現狀。與他人相會也就是與自己的陰影相會，正是因此而使夥伴關係發生困難。愛與工作的關係更甚於自我的滿足，愛會威脅到「我」的界限，要求我們打開自己。性對愛是很棒的輔助工具，在身體層面上也是克服障礙、體驗合一的絕佳工具，可是如果我們逃避愛，只想體驗性的話，是無法實現這個任務的。

如前所述，我們這個時代是極度強調「我」的時代，強烈拒絕任何以克服對立性為目標的東西，所以我們拚命隱藏、掩蓋自己的不願意愛，而把重點放在性。我們的時代充斥性，卻沒有愛，愛落入陰影，我們所描述的問題適用於我們的時代和整個西方文化：這是集體的問題。

這個問題在同性戀之間特別具體，在此我們無意區分同性戀和異性戀，只是指出同性戀圈子裡的明顯趨勢：越來越遠離與單一伴侶的長久關係，而傾向於雜交，在某個週末與一、二十個伴接觸，已經是稀鬆平常的事。就算這種發展與問題也同樣見於異性戀，可是同性戀圈子在這方面的發展更為明顯而極端。

性越是脫離愛，只是身體上的自我滿足，性的愉悅就越快令人感到厭倦，所需要的刺激就會永無止境的升高，而越來越需要新穎、奇怪、巧妙的刺激才能感到興奮，由此產生非常極端的性行為，其特徵清楚顯明、越來越沒有與他人產生關聯，對方被降級成僅僅是刺激的對象罷了。

這只是大略的描述，但也足以了解愛滋病的症狀了。

生病的愛

愛是與他人在靈性上的相會，如果意識不再能體驗到愛，就會落入陰影，最後降到身體中。愛是排除障礙、打開自己、迎接外來者，並與之合一的原則。愛滋病造成身體抵抗力瓦解的情形，正是對應這個原則。身體免疫系統的工作就是護衛界限，這是每一種生命形式必須要有的，這種形式意味著界限（也就是「我」）。愛滋病人是在身體層面實現心理層面不敢實現的愛與開放，以及相關的容易接近與易受傷害。

愛滋病背後的主題非常類似癌症背後的主題，所以我們將兩者稱為「生病的愛」。但兩者有個差別：癌症比愛滋病更「私人」，癌症只會影響個別的人，不會傳染，而愛滋病卻使我們特別察覺到我們在世界上並不孤單，任何孤立都只是一種錯覺，所以「我」也只是一種幻覺。愛滋病使我們體認到，我們都是團體的一部分，是更大整體的一部分，也是要為整體負責的一部分。突然間，愛滋病人感受到責任的巨大衝擊，從此決定該如何對整體來反應。愛滋病最終會迫使我們為他人負起責任，學習照顧、關心別人——這些都是愛滋病人在原本的生活中所欠缺的。

此外，愛滋病會迫使我們完全放棄性衝動，因為只要血液開始流動，伴侶就會被傳染。藉著保險套（和橡膠手套）的使用，可以人為的方式重建愛滋病所拆除的身體界限。病人轉離性的衝動，就有機會學習溫柔親切的相會方式。愛滋病還使人接觸到長久以來所逃避的主題：軟弱、無力和被動，也就是感受的世界。

很明顯的是，所有被愛滋病逼退到背景中的範疇（攻擊性、血液、不關心別人……），都在男性的一極（陽），而愛滋病強加於我們的主題（軟弱、無力、溫柔、親切、關心……），都在女性的一極（陰），難怪愛滋病主要發生在同性戀者身上，因為根據定義，所謂男同性戀的意思就是避免與女性相遇。（雖然同性戀男性在行為上會有強烈的女性特質，但並不違反我們的論點，因為這些特質本身就是症狀的表現！）

最容易罹患愛滋病的族群就是毒癮患者和同性戀，一般說來，這兩個族群在社會中的界限比較分明，社會常對他們表示蔑視，甚至仇恨，其實這兩個族群甚至會主動吸引這種排斥和仇恨。罹患愛滋病是身體實現並學習恨的對立面——放棄所有抵抗，愛所有一切。

愛滋病使人類面臨陰影中深埋的部分，它是「地獄」的使者，這個說法有雙重的意義，因為病原從身體的「地獄」進入，病毒本身長時間「在黑暗裡」，不為人所知，也沒被發現，直到身體逐漸受到影響而衰弱，才慢慢被病人察覺，這時愛滋病要求人徹底轉變。愛滋病對我們來說似乎是邪惡的，因為它是透過隱藏起來、眼不能見、不為人所知的部分來運作：它是「看不見的敵人」，聖杯國王安福塔斯因此受傷到無藥可救的程度。

愛滋病和放射性威脅之間有象徵性的關係，兩者也是同一時期發生的。「現代」人花了很大的代價來逃避眼不能見、無形隱晦、神祕而在意識之外的世界，長久以來被認為「不存在」的世界，現在開始反擊，再度使人類了解真正的恐懼，這個任務在古時候是屬於魔鬼、精靈、憤怒的神和無形國度所造成的極度恐怖。

眾所周知，性驅力對人有巨大的力量，根據在不同層面的運用，而有釋放或束縛的能力。我們當然不該再去貶損、壓抑性欲：我們所面臨的任務是使被視為純屬身體的性，和靈性相會的能力（簡稱為「愛」）保持平衡。

總結來說：

性和愛是一個主題的兩極，這個主題就是「對立面的合一」。

性與身體有關，愛則與他人的靈魂有關。

性和愛需要平衡，也就是保持均衡。

心靈的相會（愛）容易使人感到危險而覺得恐懼，因為愛會質疑「我」的界限。任何片面對身體性欲的過度強調，都會使愛滑入陰影之中，在這種情形下，性容易變得有攻擊性而容易傷人（這時傷害的不是「我」的心理界限，而是身體的界限被穿透，然後開始流血）。

愛滋病是愛陷入陰影的最終結局。愛滋病所做的是消解「我」在身體層面的界限，使我們在身體上體驗到心理層面所逃避的對愛的恐懼。

死亡也是愛在身體上的終極表現，具體實現單獨之「我」的犧牲與降服（請與基督教的啟示比較），但死亡只是改變的開始，是完全變化的開端。

23 怎麼辦？

我們的許多反思是用來幫助病人學習如何了解自己症狀的一些訊息，可是病人仍然會問：「知道這些對我有什麼幫助呢？我現在該怎麼辦呢？」對這種問題的唯一答案只有三個字：「向內看！」對大多數人來說，這種勸告乍看實在是很平凡、簡單而不實際。我們當然都想要做點什麼事，改變自己、改變任何事、改變每一件事，可是，向內看會有什麼不同呢？人生路途上最大的危險之一，正是一直想改變事情，事實上，並沒有任何事是需要改變的，需要改變的只有我們看事情的方式，所以我們的處方也只有「向內看」。

在宇宙中，除了學習去看以外，再沒有什麼是我們能做的了，但這也是最困難的事。所有的發展都只是根據觀點的改變：其他任何事都只是新觀點的的作用。舉例來說，我們比較當代和中世紀的科技發展程度，就會發現唯一的差別只在於我們學會以新的法則和可能性來看周遭的世界，這些法則和可能性在一萬年以前就已存在，只是那時沒有人知道罷了。我們一直想像自己創造了某些新的東西，以我們的「發明」感到自豪，卻忽略我們所能做的只是去發現，而不是發明。所有想法和觀念都早已有存在的潛力，只是我們需要時間來理解它們。

對急於改善世界的人而言，這些話可能很不中聽，但除了我們看事情的方式以外，世界上真的沒有任何一件事是需要改善或改變的。即使是最複雜的問題，也可以歸結到古老的準則：「**認識自己！**」可是，要做到這一點非常困難，因為我們一直盡其所能地發展最複雜的理論和系統，想要了解並改變別人、我們的關係，以及周遭的世界。投注那麼多的精力和時間，卻發現要把所有過度吹噓的理論、體系和努力都一掃而空，代之以認識自己這個簡單的觀念，實在是很惱人的事。況且，這個觀念雖然看起來很簡單，實行起來卻一點也不簡單。

關於這一點，蓋普塞（Jean Gebser，一九〇五－一九七三，瑞士文化哲學家）在《衰敗與分享》（*Verfall und Teilhabe*）一書中寫道：

世界與人類所需要的改變，是不可能藉著改善世界和人類而達到。試圖這麼做的人，只是藉著改善世界的努力來逃避改善自己的需要，他們是在玩司空見慣的可憐遊戲，就是要求別人，卻懶於自己實現的遊戲。可是這種幻覺式的成功並不能免除他們對世界與自己的背叛。

愛症狀，就是學習愛自己

事實上，改善自己所需要做的，就是學習看見自己的真相！但認識自己並不是去認識我們的「我」，「我」之於本質我就好像一杯水之於大海。「我」使我們生病，而本質我是完整的。療癒之路就是脫離「我」、導向本質我的路，脫離囚籠、進入自由，脫離對立而進入合一。當某個特定的症狀指出自己還缺乏什麼才能達到自由時，就是我學習看到錯誤或缺乏的機會，並將之接納到意識的認同之中。詮釋的目的是讓我們看見自己還忽略了什麼，一旦看見，需要做的就是不要再度失去這個識見，要更仔細地看清楚。只有持續、專注的觀察，才能克服所有障礙，激發愛的成長。要吸收自己的新發現，就需要愛。只要注視陰影，就能照亮陰影。

企圖盡快逃避症狀的啟示，雖然很常見，卻是完全錯誤的反應。發現自己潛意識的攻擊性而突然被嚇到的人會問：「我要怎樣才能再次擺脫這種可怕的攻擊性呢？」答案是：「你擺脫不了，只要任它存在就好！」正是想擺脫事情的欲望導致陰影的擴大，而使我們不完整；相反的，看清楚攻擊性是什麼樣子，會使我們完整。認為這樣做會造成危險的人，就是忘記我們轉頭不看某個主題或原則時，並不能使它消失。

沒有一個原則是危險的：危險的是缺少有效的對抗力量。每一個原則都會被其對立面中和，孤立的原則才是危險的。炎熱和嚴寒對生命是同樣危險的。只剩溫柔時並不比嚴厲更為崇高。力量只有在平衡時，才能有穩定的支配。「世界之路」和「智慧之路」的差別在於，「世界」總是試圖展現一極，而「智慧」喜歡兩極的中間點。一旦我們了解人類是小宇宙，就會逐漸不再害怕在自己內心發現的所有原則。

如果我們從症狀中發現自己所缺乏的原則，就足以學會去愛症狀，因為症狀是活生生地表現出我們所缺乏的部分。如果我們一直急於擺脫症狀，就表示還不了解這個觀念。象徵是陰影原則的活生生表現，如果能確認這個原則，就不需要去對抗症狀。解答之鑰在於：只要接納症狀，就會使症狀成為多餘的。抗拒只會產生反抗拒力，症狀只有在對病人沒有意義時才會消失，要能如此，病人就要掌握症狀所表現的原則，並充分接受它。達到這個目標的方法只有「向內看」。

要避免對這一點有所誤解，需要在此再次說明，疾病的內容層面並不是要放下在實用層面該怎麼做的法則。探究症狀的內容並不需要禁止、阻撓任何實用的方法，而視之為多餘。在談到對立性時，就已說明我們的目的是要以「同時共有」取代「二選一」，所以對胃潰瘍造成穿孔的病人，並不是要問：「該做詮釋，還是需要開刀？」兩者的關係是互相使對方有意義，而不是使對方成為不必要的。如果病人不能掌握疾病的意義，手術本身就會很快地喪失意義，如果病人死了，詮釋同樣沒有意義。在這同時，我們也不可忽略大部分症狀並不會威脅生命，這時是否要接受功能性療法的決定，也就沒有那麼急迫了。

不過，不論功能性療法是否有用，都不能使病人得到療癒，因為**療癒只發生在我們的意識之中**，問題在於個別的病人能否對自己真正的誠實。真實的經驗使人傾向於產生懷疑，即使是一生力求自我察覺、自我認識的人，也常常看不見自己的缺點。任何人要把本書的詮釋應用在自己身上時，都有其限制，要想面對自己原本盡其所能逃避去注意的部分，常常需要更廣泛、更深入的步驟，突破個人盲點的方法就是當今所說的「心理治療」。

心理治療讓自己更誠實

舊有的成見認為心理治療只是處理心理困擾的人或症狀，在此我們認為需要直接丟棄這種舊觀念，這種觀點可能適用於某些極度以症狀導向的方法（例如行為治療），但絕對不適用於深度心理學或以超越個人為導向的方法。自從精神分析興起以來，心理治療就致力於促進自我認識，並使潛意識的內容進入意識之中。從心理治療的觀點來看，沒有人健康到不需要心理治療的程度。完形心理治療師波斯特（Erving Polster）曾寫道：「治療太重要了，不應該只用在生病的人身上。」這句話或許過於刺耳，但我們也要表達相同的看法：**疾病是我們的本質**。

我們化身為人的唯一目的就是要成為有意識的狀態，令人驚訝的是，很少人在一生中關心這個最重要的主題。諷刺的是，儘管有一天身體終將化為一堆白骨，人卻對身體投注莫大的照顧和注意，其餘的東西（家庭、財富、房屋、名聲、身外之物）也總有一天要留在身後，這個事實是今日真正需要體會的事。唯一長存的只有意識，卻是大家最不關心的事。意識是我們存在的目標，整個宇宙都只為這個目標效力。

在每個時代中，都有人企圖發展出輔助方法，以幫助他們走上通往自我覺察和自我發現的困難之路，我們會想到瑜伽、禪宗、蘇菲教派、卡巴拉教派、巫術和各種其他的體系和訓練。他們的方法和做法雖然各異，但目標卻是相同的：人的完美和解放。心理學和心理治療是這個族類的近代產物，出自科學導向的當代西方文明，起初心理學因為自己幼稚的傲慢和自負，沒有看見自己所研究的是早已被認識、已做過更完整詳細研究的學問。但就好像孩童會有自己的發展一樣，心理學也有自己的歷練，最後終於逐漸找到關心人類靈魂的偉大教導的主流之路。

心理治療師是真正的先驅，在每日的實務工作中矯正理論的失衡，遠比統計數據和實驗假說要來得快速。結果我們今天看到心理治療的運用融合了所有文化、各個時代和學派的諸多理念和方法，各地的人努力把自我覺察之路的許多珍貴經驗治煉成新的綜合體，這麼劇烈的過程也必然會產生許多無用之物，但沒有人需要為此感到氣餒。

越來越多現代人把心理治療當成有用的工具，來體驗自己的心靈，並得以更加認識自己。心理治療並不會製造覺者，也沒有任何其他技巧可以得到這種結果，導向目標的真正道路是漫長而艱苦的，只有少數人才能走入，可是走向更大意識的每一步都是一種進展，符合發展所需要的條件。所以，一方面不應該對心理治療抱持過度的期待，但另一方面，心理治療仍然代表今日變得更有意識、對自己更誠實的最佳方法之一。

當談到心理治療時，就必須把我們這幾年所運用的方法當做主要的出發點，就是「轉世療法」。自從這個觀念在一九七六年首度公諸於世以來，常常被借用到各種不同的治療工作中，以致於模糊了這個名詞的意義，導致形形色色與原意無關的聯想。我們覺得需要在此對轉世療法稍做說明。

案主對一種療法的任何設想，都會成為治療的障礙。任何設想都會擋在前面，使人看不清真相。治療基本上是一種冒險，也必須以這種態度來經歷。治療的目標是讓人脫離令人焦慮的僵化狀態與持續為安全感而做的努力，使人進入改變的歷程。此外，治療並沒有固定不變的模式，才不會傷害到病人的個別性。基於這些理由，我們很少具體說明轉世療法是什麼，我們不談論它，只是運用它。

從本書的理論部分可以清楚看出轉世療法並不是從前世尋找任何特定症狀的原因，不是精神分析的一種版本，也不是延伸到過去時光的尖叫療法（primal scream therapy，譯按：重溫創傷以釋放受壓抑情感的心理療法），這並不是說轉世療法絕對沒有運用其他療法的技巧；恰恰相反，轉世療法是非常複雜的概念，在實用層面上也常使用許多已被證明為有效的技巧。可是技巧的多樣性只是任何好的治療師自然會有的工具之一，並不能取代治療本身。心理治療不只是技巧的運用，所以是無法教導的，其本質面是無法描述出來的。如果以為外表模仿得很像就能得到相同的結果，那就大錯特錯了。

我們會把自己的療法稱為轉世治療，是因為察覺前世並經歷前世在我們的治療方式中占了很大的部分。由於前世的處理對許多人來說是非常奇特的，所以很多人無法了解對前世的認識只是我們治療中的技巧和形式罷了，絕不是治療的目的。對前世的體驗，本身並不是治療，就好像尖叫本身也不是治療一樣，可是兩種都可以在治療中運用。我們讓人認識自己的前世，並不是認為知道某個人過去是誰是一件很重要或刺激的事，而是因為我們還沒找到更好的工具來達到我們的治療目標。

和陰影相會，以為療癒

本書已經詳細談到人的問題如何隱藏在自己的陰影中，所以轉世治療的核心基礎在於與陰影相會並逐漸同化陰影，事實上，我們的技巧可以處理巨大的業障陰影，其深度甚至會使今生的陰影相形見絀。要了解陰影當然不容易，但這是得到療癒的唯一途徑。人的前世所提供的這種關聯，是體驗並整合陰影的機會，而完全認同擁有陰影的自己，是其他技巧所難以達到的效果。

我們並不是以記憶來治療，而是各種前世真的成為當下的經驗，這是可能發生的，因為時間並不存在我們的意識之外，時間只是看待事情的一種可能方式。我們從物理學知道時間可以轉化為空間，空間則是看待事情間關係的另一種方式。如果把這種轉化運用到一連串的前世，那平常「一件事接著另一件事」的情形就會轉成「一件事與另一件事並存」，或是換個方式來說，按時間排列的生生世世就變成同時發生、在空間上並列的經驗。對人類前世的空間詮釋與時間的模式並沒有誰對誰錯的問題，兩種看待事情的方式都是人類意識採用的正當觀點（可以和光既是波又是粒子的說法相比較）。每當企圖真正體驗在空間中同步發生的事時，就立刻從空間轉回時間，舉例來說：在既定的空間中，同時有許多不同的廣播節目，可是在我們想聽這些同時出現的廣播節目時，卻是一個接一個發生的。這牽涉到收音機輪流調到不同的頻道，根據所選擇的特殊共振頻率而接觸到不同的節目。現在以人的意識取代例子中的收音機，那各種共振頻率就相應於各種前世。

在轉世治療中，我們讓案主不接收現在的頻率（目前的身分），而讓其他頻率有機會出現，這麼做時，其他前世就會出現，而經驗到前世好像「真的」一樣，案主也說得出其中的年代。既然「其他世代」或身分是同時並存的，案主就能體驗到所有感覺。「第三個節目」並不比「第一」或「第二」個節目遙遠，雖然一次只能感知到其中一種，但我們能隨心所欲地在其間切換。就像收音機的比喻一樣，我們可以一直切換意識的頻率，而改變「射入的角度」和共振的頻率。

在轉世治療中，我們刻意擺弄時間，把時間「注」入意識的不同結構中，使之膨脹而清晰可見，然後停止時間，使能在此時此地體驗到每一件事。對轉世治療最常見的批評，就是認為病人的問題需要在此時此地解決時，卻還毫無意義地檢查前世，可是，事實上我們所做的是慢慢消除時間和因果關係的錯覺，要案主在此時此地面對永恆。再沒有別的治療如此無情地移開所有投射面，讓人接下每一件事的責任。

轉世療法企圖啟動的是一種心理過程，重要的就是這個過程，而不是理智對所發生事情的分類或詮釋。我們之所以在本書最後一章討論心理治療，是因為有太多人認為心理治療只是為了治療心理疾病和症狀。直到今日，面臨純粹身體症狀的人還是很少想到接受心理治療的可能性。可是，根據我們的看法和經驗，心理治療是唯一真正能提供身體療癒的方法。

任何能了解每一種身體的過程和症狀都是在表現心理事件的人，至此就會知道只有意識層面的過程才能解決以身體形式表現的問題，所以我們認為每一種病都可以接受心理治療。我們所知道的就是人都生病了，被他們的症狀逼往療癒的方向，心理治療的任務就是幫助人進行這個發展和改變的過程，所以我們在心理治療中與案主的症狀聯合起來，幫助案主達到目標：因為身體始終是正確的。正統醫學卻反其道而行，和病人聯合起來對抗症狀。我們一直站在陰影那一邊，幫助陰影浮現到光中。我們並不是向疾病與症狀宣戰，而是把疾病當成達到療癒的力量。

疾病既是人的一大機遇，也是最珍貴的寶物。通往這個目標的道路有許多，大部分都既困難又複雜，偏偏最明顯、最直接的方法卻受到忽視：就是疾病。這條道路最不容易受到自我妄想的欺騙，這也是它如此不受歡迎的原因。本書的目標就像治療一樣，想要解除一般人對疾病的狹隘觀點，使疾病與人類的真正關係顯現出來。拒絕採納這種不同參考架構的人，必然會誤解我們所說的每一件事；相反的，願意如實地了解疾病所扮演角色的人，將會為自己開啟全新的視野。我們處理疾病的方式並不會使生活更容易或更健康，而是想讓人鼓起勇氣，誠實觀看對立世界的衝突和問題，我們的目的是揭露世界的妄想但不敵視任何一種衝突，甚且幻想能在欺騙的基礎上建立人間樂園。

赫曼．赫塞曾說：「問題的存在並不是為了得到解決，問題只是使生活中必要的張力得以產生的兩極罷了。」解決之道在於超越對立性，而超越對立性則需要使兩極合一，使對立物和解。使對立物合一是困難的藝術，只有完全認識兩極的人才能掌握，並有勇氣去體驗並整合兩極。古書記載著「釋放和結合」，我們必須先能區別，體驗分裂和分離，才能冒險走向煉金術結合的偉大事業，就是對立面的合一。也就是要先深深陷入物質世界的對立性，進入身體、疾病、罪愆與罪過之中，才能發現靈魂最黑暗的一面。在最深的絕望與困惑中，認識之光會使我們能看見穿越痛苦與折磨的道路，其中孕育的意義能幫助我們找到方法，回歸本然所在之處：就是在合一之中。

我體驗過善與惡，
罪孽與美德、對與錯；
我曾判斷人，也被人判斷；
我經歷生與死，
快樂與哀傷，天堂與地獄；
最後我終於了解
我存在一切之內
一切也存在我之內。

——哈茲瑞特・以那雅特・可汗（Hazrat Inayat Khan）

【附錄】器官和身體部位的心理意義

血液：生命力、活力
骨頭：堅定、規範的履行
肌肉：移動性、柔軟度、活動力
皮膚：畫分界限、規範、接觸、溫柔
頭髮：自由、力量
眼睛：洞察力
耳朵：服從
鼻子：力量、驕傲、性欲
嘴巴：願意接受
牙齒：攻擊性、活力
牙齦：天生的自信
喉嚨：恐懼、焦慮
頸部：恐懼、焦慮

背：挺直
四肢：移動性、柔軟度、活動力
手：理解力、行動的能力
腳：了解、堅定不移、根深柢固、謙遜、服從
手指和腳趾：攻擊性
膝蓋：謙遜、服從
心臟：愛的能力、情緒
肺臟：接觸、溝通、自由
肝臟：分辨力、哲學、宗教
膽囊：攻擊性
胃：感受、接受性
小腸：處理、分析
大腸：貪婪、潛意識
腎臟：伴侶關係
膀胱：壓力的釋放

性器官：性欲

陰莖：力量

陰道：自我臣服

【延伸閱讀】

・《原能量》，2014，王曙芳，心靈工坊。
・《精微體：人體能量解剖全書》，2014，辛蒂・戴爾，心靈工坊。
・《超越身體的療癒》2008，勞瑞・杜西，心靈工坊。
・《身體的情緒地圖》，2004，克莉絲汀・寇威爾，心靈工坊。
・《情緒的毒，身體知道：從身體找到控制情緒的開關，跟生氣、不安、悲傷、憂鬱、恐懼說再見，啟動健康自癒力》2016，自凝心平，漫遊者文化。
・《靈魂淨化養生法：啟動身體細胞記憶碼，徹底扭轉人生的疾病根源》，2016，保羅・亞伯拉罕，晨星。
・《轉念，與自己和解：哈佛醫師心能量2》，2016，許瑞云，皇冠。
・《疼痛的隱喻：透視疾病背後的情緒、壓力與痛苦》，2015，米歇爾・歐杜爾，木馬文化。
・《哈佛醫師心能量：為什麼有些病老是治不好或需要長期依賴藥物呢？身體病症的答案

心知道！》，2014，許瑞云，平安文化。

- 《療癒密碼：探萬病之源，見證遍布五大洲的自癒療法》，2012，亞歷山大・洛伊德，方智。
- 《創造生命的奇蹟：影響五千萬人的自我療癒經典（全新增訂版）》，2012，露易絲・賀，方智。
- 《疾病是才能：生病一定是壞事嗎？日本最新「讀病術」教你180度反轉對疾病的看法，不管是什麼病，一年內一定都有治好的機會》，2012，自凝心平，采實文化。
- 《身心合一：探索肢體心靈的奧妙互動》，2009，肯恩・戴特沃德，生命潛能。
- 《疾病的隱喻》，2001，蘇珊・桑塔格，大田出版。
- 《我與你》，1991，馬丁・布伯，桂冠圖書。

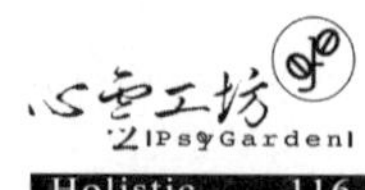

疾病的希望：身心整合的療癒力量（修訂版）

The Healing Power of Illness: the meaning of symptoms and how to interpret them

作者：托瓦爾特・德特雷福仁（Thorwald Dethlefsen）、
呂迪格・達爾可（Rudiger Dahlke）
譯者：易之新

出版者—心靈工坊文化事業股份有限公司
發行人—王浩威　總編輯—徐嘉俊　責任編輯—黃心宜
內頁設計排版—董子琹
通訊地址—106台北市信義路四段53巷8號2樓
郵政劃撥—19546215　戶名—心靈工坊文化事業股份有限公司
電話—02) 2702-9186　傳真—02) 2702-9286
E-mail—service@psygarden.com.tw　網址—www.psygarden.com.tw

製版・印刷—中茂製版分色印刷事業股份有限公司
總經銷—大和書報圖書股份有限公司
電話—02）8990-2588　傳真—02）2990-1658
通訊地址—248新北市五股工業區五工五路二號
二版一刷—2017年7月　二版十五刷—2023年4月
ISBN—978-986-357-095-0　定價—400元

國家圖書館出版品預行編目資料

疾病的希望：身心整合的療癒力量 / 托瓦爾特.德特雷福仁(Thorwald Dethlefsen),
呂迪格.達爾可(Rudiger Dahlke)著；易之新譯.
-- 二版. -- 臺北市：心靈工坊文化, 2017.07
面；公分.--（Holistic ; 116）
譯自：The healing power of illness : the meaning of symptoms and how to interpret them

ISBN 978-986-357-095-0(平裝)

1.心身醫學 2.症候學

415　　106011391

心靈工坊 PsyGarden 書香家族 讀友卡

感謝您購買心靈工坊的叢書，爲了加強對您的服務，請您詳填本卡，
直接投入郵筒（免貼郵票）或傳眞，我們會珍視您的意見，
並提供您最新的活動訊息，共同以書會友，追求身心靈的創意與成長。

書系編號－Holistic 116　　書名－疾病的希望：身心整合的療癒力量

姓名　　是否已加入書香家族？ □是 □現在加入

電話（公司）　（住家）　手機

E-mail　生日　年　月　日

地址 □□□

服務機構／就讀學校　職稱

您的性別—□1.女 □2.男 □3.其他

婚姻狀況—□1.未婚 □2.已婚 □3.離婚 □4.不婚 □5.同志 □6.喪偶 □7.分居

請問您如何得知這本書？
□1.書店 □2.報章雜誌 □3.廣播電視 □4.親友推介 □5.心靈工坊書訊
□6.廣告DM □7.心靈工坊網站 □8.其他網路媒體 □9.其他

您購買本書的方式？
□1.書店 □2.劃撥郵購 □3.團體訂購 □4.網路訂購 □5.其他

您對本書的意見？

封面設計	□ 1.須再改進	□ 2.尚可	□ 3.滿意	□ 4.非常滿意
版面編排	□ 1.須再改進	□ 2.尚可	□ 3.滿意	□ 4.非常滿意
內容	□ 1.須再改進	□ 2.尚可	□ 3.滿意	□ 4.非常滿意
文筆／翻譯	□ 1.須再改進	□ 2.尚可	□ 3.滿意	□ 4.非常滿意
價格	□ 1.須再改進	□ 2.尚可	□ 3.滿意	□ 4.非常滿意

您對我們有何建議？

本人同意　　（請簽名）提供(真實姓名／E-mail／地址/電話等資料)，以作為心靈工坊（聯絡／寄貨/加入會員／行銷／會員折扣等）之用，詳細內容請參閱 http://shop.psygarden.com.tw/member_register.asp。

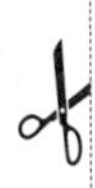

廣　告　回　信
台北郵局登記證
台北廣字第1143號
免　貼　郵　票

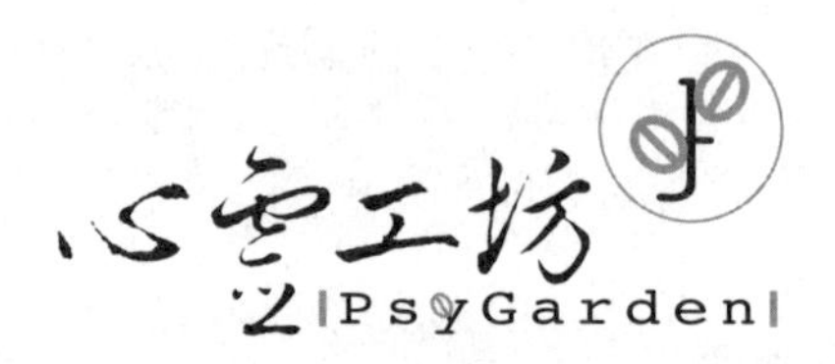

台北市106 信義路四段53巷8號2樓

讀者服務組　收

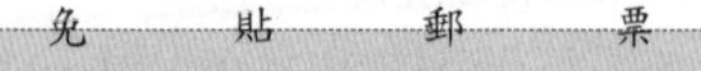

（對折線）

加入心靈工坊書香家族會員
共享知識的盛宴，成長的喜悅

請寄回這張回函卡（免貼郵票），
您就成爲心靈工坊的書香家族會員，您將可以——

⊙隨時收到新書出版和活動訊息

⊙獲得各項回饋和優惠方案

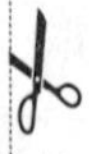